Salud y vitalidad con la
HIERBA DE TRIGO

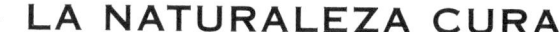 LA NATURALEZA CURA

Salud y vitalidad con la
HIERBA DE TRIGO

Ann Wigmore

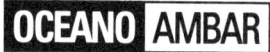

Título original: *The Wheatgrass Book*
© Ann Wigmore y The Hippocrats Health Institute In., 1985
Salud y vitalidad con la hierba de trigo

Traducción: Miquel Martín
Edición: Luz Eugenia Sierra
Maquetación: Anna Julià
Ilustraciones: Laura de Castellet
Diseño de cubierta: Sílvia Molas

© Océano Grupo Editorial, S.A., 2000
EDIFICIO OCEANO
Milanesat, 25-27
08017 Barcelona (España)
Tel.: 93 280 20 20*
Fax: 93 203 17 91
e-mail: librerias@oceano.com
http://www.oceano.com

Derechos exclusivos de edición en español
para todos los países del mundo.

Queda rigurosamente prohibida, sin la autorización escrita de los titulares del copyright, bajo las sanciones establecidas en las leyes, la reproducción parcial o total de esta obra por cualquier medio o procedimiento, comprendidos la reprografía y el tratamiento informático, así como la distribución de ejemplares mediante alquiler o préstamo público.

ISBN: 84-494-1587-X
Depósito Legal: B-6145-XLIII
Impreso en España - *Printed in Spain*
00122030

*Este libro está dedicado a la mejora de la salud humana
y a la prevención de las enfermedades,
gracias al reconocimiento y la comprensión del valor
de la hierba de trigo como alimento y medicina.*

Índice

Prólogo — 11

Introducción — 15

La energía verde de la hierba de trigo — 21
Más energía — 21
La hierba de trigo alarga su día — 23
Combatiendo la enfermedad — 25
Protección para la vida en la ciudad — 25

Verde para siempre — 27
Sangre vegetal — 28
Clorofila — 30
La nueva revolución verde — 31
El suelo cultivable actual y los minerales — 32
La demostración de resistencia de Barbara Moore — 34

Cómo actúa la clorofila de la hierba de trigo — 35
En guardia frente a los riesgos ambientales — 35
La hierba de trigo y sus enzimas: limpiadoras
   de sangre de primera clase — 37
Cómo la hierba de trigo produce sangre
   y estimula una circulación sana — 39
La hierba de trigo y la función hepática — 40
Las propiedades desodorantes de la clorofila — 42

Rejuvenecer gracias a la hierba de trigo   45
Nutrición y rejuvenecimiento   46
Una vida más larga   48
La hierba de trigo, las enzimas
  y el envejecimiento   50
La hierba de trigo y la recomposición del ADN   52
La hierba de trigo contra los radicales libres   53
Somos tan jóvenes como nuestra sangre   56
Rejuvenecimiento con la hierba de trigo   57

Supernutrición con la hierba de trigo   59
Las raíces nutricionales de la hierba   60
La mejor clase de vitaminas   61
La hierba de trigo contra los «superalimentos»   63
Las vitaminas de la hierba de trigo   65
Los minerales de la hierba de trigo   66
Los aminoácidos (proteínas) de
  la hierba de trigo   70
La supernutrición con la clorofila
  de la hierba de trigo   73

Los milagros curativos de la hierba de trigo   75
La hierba de trigo para superar el cáncer   77
Para ganar la batalla de la obesidad   82
Ganar peso sin engordar   84
¿Está protegido de los riesgos de la vida moderna?   85

Cómo cultivar y consumir la hierba de trigo   89
Crear un jardín de interior   89
El cultivo de la hierba de trigo   90
El compostaje de los restos de la hierba de trigo   97
Exprimir la hierba de trigo   101

Los múltiples usos de la hierba de trigo — 103
Alimento y medicina — 104
El zumo de la hierba de trigo da alivio — 104
Implantes de la hierba de trigo — 105
Otras utilidades de la hierba de trigo — 107

Ayuno con la hierba de trigo: salud y nutrición — 111
Prepararse para el ayuno — 112
Cambios físicos durante el ayuno — 113
El desarrollo del ayuno — 115
El final del ayuno — 115
Qué hacer durante el ayuno y qué no — 116
Un día normal del ayuno — 118
Hacer bebidas verdes y Rejuvelac — 119
Recetas que utilizan la hierba de trigo — 120
Bebidas verdes — 121

Bienvenido a la nueva revolución verde — 125

Apéndice — 129

El zumo de la hierba de trigo se está convirtiendo rápidamente en el alimento dietético «nuevo» más popular de Estados Unidos. Sin embargo, este zumo verde y dulce que se extrae de las plantas jóvenes de trigo no es nuevo: Ann Wigmore, fundadora del Instituto de Salud Hipócrates lo empezó a utilizar hace más de treinta años. Desde entonces, se han consumido más de medio millón de vasos de zumo de la hierba de trigo sólo en el Instituto Hipócrates de Boston.

Ann Wigmore ha utilizado el zumo de la hierba de trigo diariamente durante más de tres décadas. Con setenta y cinco años de edad, es un epítome de salud y vitalidad. Está constantemente en marcha, viajando, dando conferencias y escribiendo, a menudo sobre el zumo de la hierba de trigo. Y es que, como señala en este libro, el zumo fresco de la hierba de trigo es un alimento ideal para todo aquel que desee prevenir las enfermedades y mejorar su salud.

Pero al mismo tiempo que aumenta su popularidad, muchas personas desconocen cual es su papel en un estilo de vida saludable. El libro de la hierba de trigo es la guía más completa y autorizada para utilizar el zumo con un máximo beneficio. El zumo fresco de las plantas jóvenes de trigo es un compendio de vitaminas, minerales, clorofila, enzimas y energía vital. Con este libro, aprenderá como el zumo de la hierba de trigo le ayuda a alimentar todas las células de su organismo y eliminar las toxinas. Es, seguramente la forma más efectiva de suplementar saludablemente su dieta.

Durante los pasados dieciséis años he tenido el privilegio de administrar varios centros naturistas de salud en Europa y los Estados Unidos. Como director ejecutivo del Instituto Hipócrates, he presenciado muchos cambios completos de los síntomas de los pacientes. Los atribuyo a las remarcables capacidades regenerativas del zumo de la hierba de trigo y de los alimentos vivos (brotes sin cocinar, germinados, vegetales, frutas, frutos secos y semillas que forman parte del Programa de Dieta y Salud Hipócrates).

Hace pocos años, animada por el antiguo primer ministro de la India, Morarji Desai y asistida por doctores tan prominentes como el doctor G. Gatey, Ann viajó al país para crear una serie de campos de salud donde administró la hierba de trigo y alimentos vivos a centenares de hombres, mujeres y niños enfermos y desnutridos. Ha publicado docenas de artículos en los que relata la espectacular mejoría que experimentaron muchas de estas personas.

En Estados Unidos, el doctor Arthur Robinson, director del Instituto de Ciencias y Medicina de Oregón, ha alabado la efectividad de la hierba de trigo y los alimentos vivos para prevenir las enfermedades. En 1978, el doctor Robinson finalizó un proyecto de investigación en el Instituto Linus Pauling en el que se administró la hierba de trigo a ratones con carcinoma celular. En palabras del doctor Robinson, «los resultados fueron espectaculares. Los alimentos vivos, (incluyendo la hierba de trigo) redujeron la incidencia y severidad de las lesiones cancerígenas en un 75 por ciento. El resultado fue mejor que el de cualquier otro programa nutricional.» En la actualidad, el doctor Robinson dirige una investigación con los pacientes del Instituto de Salud

Hipócrates.

Durante años, pacientes del Instituto Hipócrates han pedido a Ann que escriba una guía concisa sobre el zumo de la hierba de trigo y me alegra decir que la espera ha valido la pena. El libro está lleno de información práctica sobre como utilizar y cultivar la hierba de trigo. Además, resume las investigaciones médicas más interesantes que se han llevado a cabo sobre el zumo de la hierba de trigo. Estoy seguro de que disfrutaran con la lectura del Libro de la hierba de trigo tanto como yo y que la primera vez que beban un refrescante trago de este zumo será el inicio de un estilo de vida más saludable y satisfactorio.

Introducción

Camino hacia la belleza y la salud

Nos estiramos y andamos sobre ella, en verano la cortamos una vez a la semana y metemos pequeñas bolas blancas en agujeros practicados en ella, pero el hecho de comer hierba nos parece absurdo. A menos que sea el ganador del derby o de un concurso de terneras, es muy probable que el pensamiento de masticar un puñado de hierba nunca se le haya pasado por la cabeza. Y si no ha visitado el Instituto Hipócrates de Salud, es probable que no haya probado el zumo de la hierba de trigo.

En este libro espero persuadirle para que use la hierba de trigo y su zumo como alimento, medicina y tónico general para varias dolencias. La clorofila extraída de brotes de trigo de unos siete días puede ayudarle donde otros medicamentos han fallado, sea que padezca de fatiga crónica, sinusitis, úlceras u otras enfermedades más graves, como el cáncer. Desde luego, nada puede sustituir a una buena dieta, ejercicio y una actitud positiva a la hora de mantenerse en forma. Pero la hierba de trigo le puede dar la energía y la fuerza que le ayudarán a tener un mejor control sobre su salud.

La clorofila, el zumo verde de las hierbas, se ha apreciado desde los tiempos bíblicos y la medicina popular la ha utilizado como remedio en todo el mundo. Durante la Primera Guerra Mundial aprendí sobre sus destacados capacidades curativas. En el pueblo de Europa donde nací, mi abuela utilizaba hierbas para curar las heridas de los soldados. Siendo todavía niña, vine a América con mis padres, y no fue hasta treinta años después, a principios de los cincuenta y a causa de problemas de salud personales cuando recordé el uso que mi abuela daba a las hierbas y otras plantas.

Empecé a experimentar con trigo y otras hierbas en animales. La hierba de trigo resultó ser la variedad de más rápido y fácil crecimiento. Las semillas de trigo que se utilizan eran (y son todavía) baratas y fáciles de obtener, y además el trigo resultó ser la hierba favorita de mis mascotas. Hacía milagros con su salud (en el capítulo sobre las múltiples utilidades de la hierba de trigo mostramos cómo puede ayudar a sus mascotas a vivir más tiempo y con mejor salud), pero yo todavía dudaba de su utilidad para el ser humano, de manera que amplié mi estudio de las hierbas, centrándolo, particularmente, en la hierba de trigo.

Me puse en contacto con G. H. Earp Thomas para solicitar su experta opinión sobre la potencial utilidad de la hierba de trigo para la salud humana. Investigador del suelo y de las plantas, el doctor Thomas tenía conocimientos previos sobre las hierbas y la clorofila. Pero después de unas semanas de análisis químicos e investigación bibliográfica, quedó bastante sorprendido al descubrir que la hierba de trigo contenía muchos nutrientes vitales que en su opinión podían actuar como factores regeneradores y protectores de la salud humana.

Según sus descubrimientos, el zumo fresco de la hierba de trigo era teóricamente capaz de mantener la salud y la vida humanas durante semanas o incluso meses. Así mismo, el doctor Thomas descubrió una investigación de Charles Schnabel que abogaba por el uso de trigo joven y otras hierbas en la alimentación humana y animal. Schabel estimaba que ocho kilos de la hierba de trigo equivalían en proteínas y valor alimenticio general a 120 kilos de vegetales de huerto ordinarios.

Pero el verdadero campo de pruebas fue mi propio cuerpo que se encontraba enfermo y debilitado después de veinte años de comer y vivir como un norteamericano medio. A las pocas semanas de haber empezado a masticar y exprimir hojas frescas de hierba de trigo y comer brotes frescos y germinados, una grave colitis que había padecido durante meses empezó a mejorar. El problema, particularmente difícil de solucionar con los tratamientos médicos convencionales, acabó desapareciendo totalmente.

Mi nivel de energía subió y volví a sentirme bien. Yo sabía que la hierba de trigo era un poderoso vigorizante del organismo. Para probarme que podía ayudar a otros a sentirse mejor empecé a administrar zumo fresco de hierba de trigo a algunos enfermos y ancianos de mi vecindario. Los resultados me sorprendieron. En cuestión de semanas, todos pudieron abandonar la cama y estaban más activos de lo que habían estado en años.

Estoy segura de que parte de la degeneración y enfermedades que sufrimos vienen causados por la falta de vitalidad de los alimentos que consumimos. La mayoría de los alimentos que comen los norteamericanos están sobrecocinados y medio muertos (por ejemplo, el 100% de las enzimas de los alimentos se destruyen al cocinarlos). Las bebidas están cargadas de azúcar, alcohol o estimulantes que crean una impresión de energía que desaparece rápidamente a medida que avanza el día. Por el contrario, los nutrientes de la hierba de trigo y de los alimentos crudos, como los germinados, los vegetales frescos, las frutas, los frutos secos, las semillas y los preparados de la dieta Hipócrates que con ellos se elaboran, no quedan destruidos por la cocción o el procesado. Estos alimentos vivos recuperan la energía y el vigor para el organismo cansado y enfermo.

Durante años hemos presenciado en el Instituto Hipócrates la transformación de nuestros pacientes: llegan cansados y en mal estado de salud y vuelven a casa vigorizados y llenos de energía.

Un análisis de muestras de sangre extraídas a más de doscientos pacientes del instituto antes y después del programa de dos semanas dio base científica a nuestras observaciones. Realizado en el laboratorio Arthur Testing por la doctora Thelma Arthur, el estudio demostró que al cabo de las dos semanas de seguir la dieta Hipócrates de alimentos vivos y beber zumo de hierba de trigo, la sangre se purificaba y el sistema inmunológico se reforzaba. Ambos cambios conducían a una mayor energía y a una mejora de la capacidad para combatir las enfermedades.

La hierba de trigo no es sólo saludable; también es fácil de cultivar y usar. Con un puñado de granos de trigo, algo de agua, una bandeja con unos centímetros de tierra y una tapa, puede criar su propio trigo en siete días a un coste muy bajo la bandeja.

Una bandeja de hierba de trigo produce entre 200 y 400 gramos de zumo, dependiendo del tamaño de la bandeja. Una vez extraído el zumo (entre 30 y 100 gramos por vez será suficiente) lo único que debe hacer para obtener sus beneficios para la salud es beberlo. A algunos les gusta el sabor, pero aunque al principio no sea así, le gustará la forma en que se encontrará al cabo de pocos minutos y durante horas.

Además de beberlo, hay docenas de maneras en que puede obtener beneficios del zumo. Puede usarse como tratamiento capilar para cabellos sin brillo o como limpiador, astringente y estirador de la piel. Unas gotas en la nariz destaparán sus conductos respiratorios y unos gramos en el agua de baño o aplicados en la piel estimularán la circulación y darán un cálido brillo a su piel.

Pero eso no es todo. Confirmando mis recuerdos infantiles de soldados que se curaban con el uso de hierbas, la hierba de trigo ayuda a sanar cortes y rasguños más rápido y extrae venenos de las profundidades del organismo para que puedan ser eliminados.

¿Quién se puede beneficiar con su uso? Cualquiera. Obeso o bajo de peso, con tendencia a la anemia o miedo al cáncer, la hierba de trigo puede ser útil. Aquí veremos cómo usar la hierba de trigo para limpiar y sanar su organismo, mejorar su dieta y su apariencia, así como prevenir las enfermedades.

Además, compartiré mi descubrimiento del ayuno con hierba de trigo, un atajo a la salud y la pérdida de peso que combina la hierba de trigo y «bebidas verdes» ricas en clorofila con técnicas de lavado especiales. Para acabar, también encontrará deliciosas recetas de las más populares en el instituto. ¿Ha oído hablar de un saltamontes? Espere a probar su primer saltamontes de trigo.

Una pregunta que se me hace mucho es: ¿Tengo que cambiar mi dieta totalmente para beneficiarme de la hierba de trigo? No, desde luego. Sin embargo, creemos que para obtener los mejores resultados posibles debería seguir la dieta Hipócrates de alimentos crudos y vivos. También recomiendo utilizar hierba de trigo fresca antes que en tabletas o en forma deshidratada. Éstos son una buena fuente de fibra dietética, pero contienen muy poca de la fuerza vital (enzimas) que se encuentra en el zumo fresco. De hecho, en el instituto recomendamos exprimir y beber o utilizar el trigo inmediatamente después de cortarlo, obteniendo así el máximo provecho de la fuerza vital de sus enzimas.

Trigo creciendo

Desde los bares de zumos de California a los balnearios de Nueva York, la hierba de trigo se ha convertido rápidamente en uno de los suplementos alimenticios sanos más usados. Después de años de experiencia, es mi creencia que si empieza a utilizar el zumo fresco de la hierba de trigo regularmente ganará dinamismo, un mejor físico, una mejor complexión y un brillo en la mirada. Y es mi esperanza que su uso del zumo de la hierba de trigo ayude a la comunidad médica a emprender una investigación más amplia de esta valiosa ayuda para la nutrición y la salud.

La energía verde de la hierba de trigo

*El mejor servicio que se puede prestar a un país
es añadir a su cultura una nueva planta útil.*

Thomas Jefferson

La hierba de trigo puede ayudarle a obtener más de la vida: más energía para estar activo, más confianza en poder mantenerse sano y más horas despierto y alerta para conseguir sus objetivos en la vida. Asumo que está leyendo este libro porque cree que puede mejorar su salud. Quizá se cansa fácilmente, se levanta cansado o con dolores o ya no consigue perder esos kilos de más al empezar el verano. Sea como sea, seguramente tiene razón: puede mejorar su salud y el zumo de hierba de trigo puede ser el camino hacia una vida más feliz y saludable.

Más energía

Millones de personas jóvenes y viejos, llegan al final del día sin energía, a pesar de que la mayoría no anda ni dos manzanas y duerme más de ocho horas. Muchas personas de mediana edad aceptan esta pérdida de la energía juvenil como resultado inevitable de la edad. Yo pensaba igual, pero eso era antes de descubrir la hierba de trigo y los alimentos crudos.

¿Debemos conformarnos con esa pérdida de energía a cualquier edad? Yo no, y creo que ustedes tampoco. El prolongamiento de la fatiga no es normal y es debido a una dieta pobre, en gran medida. La vida moderna demanda gran cantidad de energía que una dieta nutricionalmente desequilibrada no puede reponer. Es verdad que un cierto nivel de fatiga es normal después de un día de trabajo, pero si una noche de descanso no le deja fresco y recuperado, hay un problema. Si se despierta tan cansado como cuando se acostó es porque su dieta no proporciona a su organismo lo que éste necesita (o le da demasiadas cosas que no necesita y que bloquean su flujo de energía). La hierba de trigo puede ayudarle en dos maneras a recuperar un alto nivel de energía: subsanando las deficiencias nutricionales y limpiando los restos que obstruyen sus células, sangre, tejidos y órganos.

Cada uno de nosotros es el cuidador de unos diez billones de pequeñas baterías llamadas células. Como las baterías de un flash, nuestras células tienen una carga eléctrica, y para que esta carga se mantenga fuerte y constante debemos mantener un aporte constante de los nutrientes apropiados, especialmente minerales de alta calidad, vitaminas, enzimas y aminoácidos que contiene el zumo de hierba de trigo.

Si añade la hierba de trigo y los alimentos crudos a su dieta, sus células retendrán una carga eléctrica máxima y conseguirá gran cantidad de energía. Al mismo tiempo le ayudará a desprenderse del exceso de grasas, depósitos minerales y proteínas atrapadas en los órganos de digestión y excreción y en la sangre, ahorrándole de esta manera a su organismo la energía que debería utilizar para limpiarse.

La hierba de trigo alarga su día

Algo que notará en cuanto empiece el régimen de hierba de trigo y alimentos crudos será una menor necesidad de horas de sueño. Seis horas, quizá menos son suficientes si se trata de un sueño profundo y sin molestias. A pesar de que muchas personas duermen más de ocho horas al día, se trata de un sueño caótico, roto además por visitas a la nevera y viajes al cuarto de baño. Estas personas se levantan sintiéndose y pareciendo cansadas.

Durante el sueño, el organismo funciona en «automático», al tiempo que reequilibra y carga de energía sus células. En condiciones óptimas, un descanso de entre cuatro y seis horas por la noche, con una siesta opcional de una hora por la tarde, deberían bastar para que el organismo se renovara y refrescara.

Cuando el cuerpo está sobrecargado de comida, la mayor parte consumida a la hora de la cena, el sueño es más inquieto y menos plácido. Cuando sus células están más desequilibradas, como sucede en caso de enfermedad, es necesario más sueño.

La hierba de trigo y los alimentos crudos alimentan y limpian el organismo porque son ligeros y limpios, mientras las carnes rojas, los quesos y los alimentos procesados y azucarados son pesados y tienden a congestionar y envejecer nuestras células. Después de unos días de beber y aplicar unos gramos de zumo de hierba de trigo y evitar las comidas fuertes que bloquean su organismo, el trabajo de éste para autolimpiarse se verá reducido y una mañana se despertará, después de un sueño corto, profundo y sin molestias, renovado y fresco. Al desprenderse de los deshechos, comprobará que su energía y confianza reaparecen.

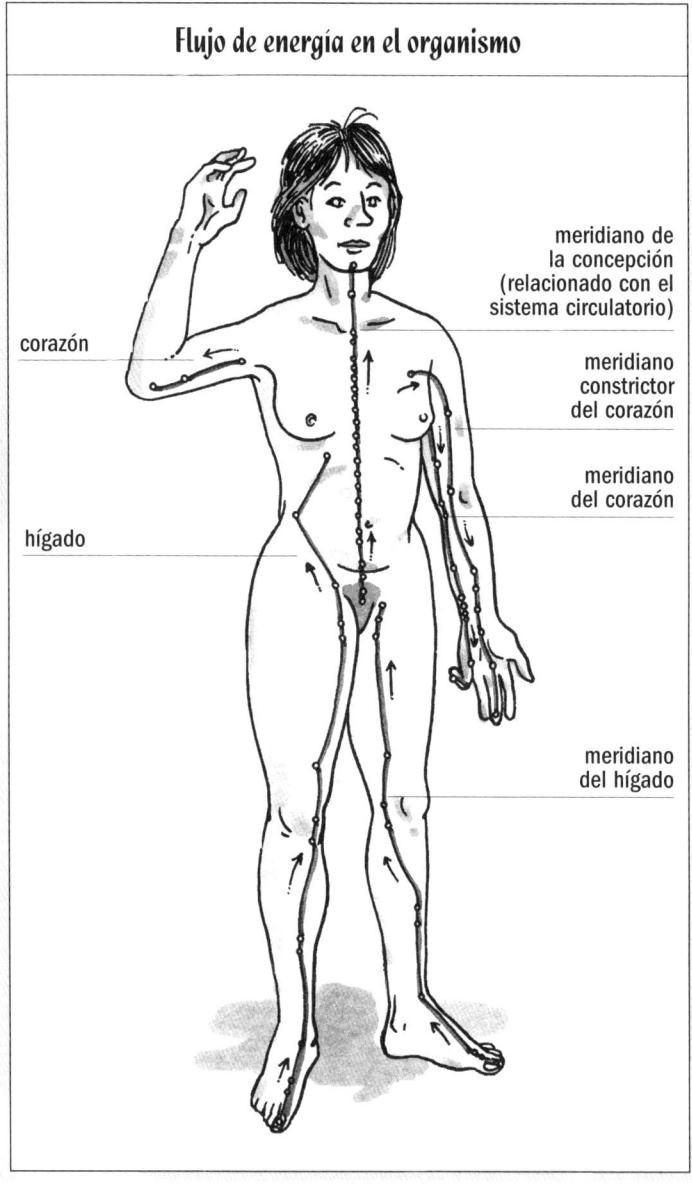

Combatiendo la enfermedad

El zumo de hierba de trigo es la ayuda a la salud más poderosa y segura, porque fortalece todo el organismo al reforzar el sistema inmunológico. No se conoce la forma exacta en que lo hace, pero me inclino a creer que más que el factor clave es una combinación única de valores nutricionales y químicos junto con atributos energéticos.

La capacidad del organismo para luchar contra las enfermedades está determinada por el sistema inmunológico. Al mejorar el estado de este sistema, el zumo de hierba de trigo y los alimentos crudos aumentan sus posibilidades de superar cualquier problema de salud. En realidad, ninguna medicina ha curado nunca a nadie. Conocedor de este hecho, Hipócrates, el padre de la medicina, dijo: «El organismo se cura solo; el médico no es más que el ayudante de la naturaleza». Las singulares propiedades nutricionales y purificantes de la hierba de trigo, combinadas con el factor zumo de hierba, lo convierten en un aliado ideal en la batalla contra la enfermedad, incluyendo enfermedades cardíacas y ciertas formas de cáncer, en especial las que llevan aparejada una caída de la respuesta inmunológica y el subsiguiente ataque de microbios y virus. Y es que cualquier cosa, incluyendo la hierba de trigo y otros alimentos crudos, que refuerce el organismo, y especialmente el sistema inmunológico, no puede sino aumentar el bienestar.

Protección para la vida en la ciudad

Casi a diario, un grupo de especialistas descubre que una sustancia química es un peligroso cancerígeno, mientras otro grupo crea una nueva sustancia. Nuestro aire es irrespirable, nuestra agua imbebible por ácida y contaminada y cada año se erosionan miles de hectáreas de suelo cultivable. Ciudades que una vez fueron sustento del arte y la cultura, se convierten lentamente en enormes conjuntos de cemento donde las personas pasan el día hasta que huyen a su casa de los suburbios por la noche. Pero también en los suburbios la polución industrial, los humos de los coches y los productos químicos tóxicos pasan factura. Parece que si no se produce una gran revolución tecnológica basada en respeto al medio ambiente, la contaminación y los riesgos para la salud que la acompañan permanecerán con nosotros.

Afortunadamente, hay una manera sensata de combatir esta forma de vida. Nos podemos proteger de los riesgos ambientales reforzando nuestras defensas internas. Si nuestros procesos de eliminación funcionan con más eficiencia, las toxinas que consigan alcanzar los pulmones o la sangre no permanecerán mucho tiempo. Los venenos que aún así permanezcan, serán más rápidamente neutralizados por un hígado saludable. Con pocos alimentos pesados en la dieta aumentaremos la cantidad de oxígeno en la sangre y aliviaremos la carga del sistema circulatorio y la contaminación nos afectará menos. Además, tenemos evidencia de la capacidad de la hierba de trigo para protegernos de las radiaciones de alto y bajo nivel.

Pocos alimentos o medicinas contienen tantos ingredientes activos vivos. No se puede negar que sin el trigo y las otras hierbas que cubren la tierra, la humanidad no hubiera sobrevivido. Y tampoco podemos darle la espalda al increíble potencial de la hierba de trigo como superalimento y medicina completamente segura en cualquier cantidad y al alcance de todos por poco dinero.

Verde para siempre

Hace cincuenta millones de años, nuestro ángel guardián, la hierba, llegó a nuestro planeta para hacer posible la vida y preparar la Tierra para la humanidad.

EDMOND BORDEAUX SZEKELY

Quizá la primavera, con sus miríadas de plantas y el alivio físico y mental que proporciona le parezca algo normal y seguro. O puede que esté demasiado ocupado buscando dinero para percatarse de los árboles y hierbas que crecen en su jardín. Pero es probable que en lo más profundo recuerde que la vida vegetal es la responsable de su existencia. Sin el milagro de la fotosíntesis no habría calor, aire que respirar o alimentos que comer. He llegado a la conclusión de que cuanto más lejos de nuestras conciencias tengamos esta idea, más cerca nos encontramos de fallar como civilización.

En el presente capítulo hablamos de la importancia de las plantas verdes para nuestro ecosistema y de la relación entre la clorofila, la sangre de las plantas y la sangre humana. Tratamos también de la naturaleza de la clorofila y de la relación entre la agricultura moderna y las deficiencias nutricionales.

Cuando dejamos de apreciar la vida vegetal, los árboles, hierbas y plantas que llamamos naturaleza y de las que tendemos a abusar, es únicamente en detrimento nuestro. Allá donde la vida vegetal ha sido totalmente erradicada, en los *ghettos* y en las cárceles, la violencia y las enfermedades mentales son lugar común.

En Japón, los investigadores han llegado a la conclusión de que la cantidad de oxígeno requerida por la población y la industria japonesa sobrepasa la cantidad que pueden proporcionar las plantas verdes del país. Si no fuera por el suministro regular de oxígeno de las selvas del Amazonas, en América del Sur, que las corrientes y los vientos se encargan de distribuir, países como Japón sufrirían carencias de oxígeno. Las selvas del Amazonas están siendo taladas para la fabricación de papel y otros productos madereros, reduciéndose así el contenido total de oxígeno en la atmósfera. No podemos olvidar que la calidad del aire que respiramos y el clima en que vivimos está determinada por la vida vegetal de todo el planeta.

Sangre vegetal

Se podría afirmar que las plantas verdes son para la tierra lo que los pulmones para los humanos y los animales, sólo que funcionan al revés: Las plantas «inhalan» dióxido de carbono y «exhalan» oxígeno, mientras que humanos y animales inhalan oxígeno y exhalan dióxido de carbono. Una relación simbiótica perfecta.

En 1930, Hans Fischer y un grupo de colaboradores ganaron el Premio Nobel de Química por su trabajo sobre los hematíes (los glóbulos rojos de la sangre). En su investigación, los científicos constataron el hecho de que la sangre humana, que lleva oxígeno a todas nuestras células, era prácticamente idéntica, a nivel molecular, a la clorofila. En el organismo humano, los hematíes se caracterizan por la hemoglobina, el portador de oxígeno, que tiene como elemento central el elemento mineral hierro. La mayoría de las plantas verdes se caracteriza por la clorofila, que tiene como núcleo el magnesio. Un examen cuidadoso de ambas moléculas muestra un extraordinario parecido.

En 1930, A. Zin demostró que una inyección de clorofila aumentaba la cantidad de glóbulos rojos de animales con cantidades normales de hemoglobina. Los científicos J. H. Hughs y A. L. Latner, de la Universidad de Liverpool, dieron un paso adelante. En su estudio, aparecido en el *Journal of Physiology* en 1936, un grupo de animales fue sangrado diariamente hasta que quedaron anémicos. Cuando sus niveles de hemoglobina se redujeron a menos de la mitad de lo normal, se dividió a los animales en diez grupos. A cinco de los grupos se les alimentó con varios tipos de clorofila en su dieta. A los otros cinco no se les suministró clorofila en absoluto. Los animales que recibían clorofila «cruda», sin refinar, aumentaron la velocidad de regeneración de la hemoglobina en más del 50% sobre la media y se aproximaban a los valores previos en unas dos semanas. Sin embargo, el grupo que recibía clorofila sintética no mostraba mejoría alguna en la velocidad de regeneración de la hemoglobina. En su informe los científicos concluían: «Parece, por tanto, que el organismo animal es capaz de convertir clorofila en hemoglobina». La clorofila cruda, sin refinar, parecía ser la mejor para este propósito.

Algunos médicos utilizaron antes la clorofila para tratar la anemia. Pero aunque no se padezca esta enfermedad, un aumento de los glóbulos rojos implica una mejora de la circulación y de la oxigenación de las células, así como una limpieza más rápida del organismo. Dado que el oxígeno se consume velozmente en las muchas funciones de las que es responsable (sólo el cerebro exige el 25% del oxígeno disponible en el organismo), su introducción en la sangre a través del zumo de hierba de trigo estimula, entre otras cosas, una mejora del sistema inmunológico, nuestro medio natural de prevenir y curar enfermedades. En otras palabras, con su uso se hace más rica la sangre y el organismo más sano.

Clorofila

Quizá se pregunte qué es, exactamente, la clorofila. Sencillamente, es un pigmento verde (a veces púrpura) que se encuentra en las plantas. Contiene componentes minerales y proteínicos. Como ya dije, es la sangre de la planta. Pero yo pienso, como el doctor Bircher, fundador de la famosa clínica Bircher-Benner de Suiza, que es algo más: energía solar concentrada.

Las hojas de las plantas convierten la luz solar en energía que se almacena en las fibras de las plantas. Quienes comen carne o beben leche reciben esta energía de segunda mano, una vez que la vaca la ha convertido en leche o carne. El 70% de la materia sólida de la hierba de trigo es clorofila bruta. En la hierba de trigo y en vegetales, brotes y germinados sin cocinar, se obtiene «energía solar concentrada».

El doctor Bircher elogiaba así el valor terapéutico de los zumos extraídos de vegetales herbáceos de hojas verdes: «La clorofila aumenta el rendimiento del corazón, mejora el sistema vascular, el intestino, el útero y los pulmones. Es por tanto, un tónico que, considerando sus propiedades estimulantes, no tiene comparación con ningún otro».

La misma energía que permite a las raíces de los árboles y las hierbas abrirse camino entre el cemento de las aceras en cuestión de días se encuentra disponible para nuestro organismo en forma de hierba de trigo y otros zumos verdes. La falta de esta energía vital es la causa de los males que sufrimos.

La nueva revolución verde

Muchas personas creen que la solución a sus problemas vendrá de la ciencia del futuro. Pero la inversión en investigación básica disminuye, mientras que más y más investigación está orientada por la industria. En estas condiciones, ¿podemos confiar en que la ciencia nos oriente en nuestra vida diaria? Sin duda, debemos mucho a los descubrimientos científicos de los últimos cien años, pero mientras nuestro medio ambiente se vaya contaminando y la tasa de muertes por cáncer siga en aumento, la única esperanza es conseguir un organismo más fuerte y sano. Sólo una dieta de alimentos verdes crudos, hierba de trigo, ejercicio moderado y una actitud positiva y cuidadosa lo conseguirán.

Gracias a la tan cacareada «revolución verde» de las últimas décadas hemos visto incrementar las cosechas de gran variedad de plantas. Esta revolución verde es bienintencionada, pero las técnicas agrícolas que llamamos «revolucionarias» y «mejoradas» son fruto de un pensamiento corto de vista y aportan unos resultados poco positivos para la salud humana. Gran parte de la producción así aumentada se dedica a alimentar animales para el sacrificio, y el efecto que la agricultura industrializada tiene sobre nuestro suelo cultivable es devastador. Además los fertilizantes químicos, pesticidas y herbicidas tienen un efecto pernicioso para nuestro organismo.

La «nueva» revolución verde por la que he abogado largo tiempo es más personal. Trata de introducir en nuestro hogar y nuestras vidas las plantas, hierbas y alimentos verdes. Comemos tan pocos vegetales verdes, frutas y alimentos crudos que lo sorprendente es que sigamos vivos. En 1977 Estados Unidos tuvo el dudoso honor de ser la primera nación de la historia cuya población consumía más del 50% de su dieta en forma de alimentos procesados. Este experimento con alimentos procesados es peligroso; propicia enfermedades degenerativas en proporciones que en muchos casos se han clasificado como epidémicas. A la luz de estos hechos, ¿cómo podemos ser tan arrogantes para creer que podemos mejorar la naturaleza? Necesitamos claramente una revolución verde. Una revolución preocupada no sólo por devolver árboles y plantas a la naturaleza, sino también por limpiar la «corriente sanguínea nacional», usando el zumo de hierba de trigo y alimentos verdes frescos.

El suelo cultivable actual y los minerales

La tierra en la que cultivamos nuestros alimentos debería preocuparnos seriamente. No sólo porque cada año se erosionan miles de hectáreas, sino porque pierde su vitalidad, como nosotros perdemos la nuestra. Cuando el contenido mineral del suelo es pobre produce cosechas deficientes en nutrientes. Sin terreno fértil donde producir sus cosechas, los agricultores acaban dependiendo de los fertilizantes y otros productos químicos para mantener vivas sus plantas debilitadas.

El color y el gusto de los alimentos frescos reflejan el valor mineral de los suelos que los han producido. ¿Se atrevería a comparar los tomates, el maíz, los pepinos o cualquier otro vegetal importado fuera de temporada con los que crecen en la región? Hasta un gourmet sabe la diferencia entre un tomate acabado de coger de la mata y los que se consiguen en el mercado en invierno. El rojo natural de la remolacha, el naranja de la calabaza de invierno y el verde de la col rizada o de la hierba se vuelve más rico y profundo mientras más equilibrado y vital sea el suelo. Desgraciadamente, y en la mayoría de casos, frutas y verduras contienen colorantes artificiales. Estos productos suelen tener poco olor y sabor.

Las frutas y verduras tratadas químicamente y que por tanto presentan deficiencias de gusto, aroma y color se pueden equiparar a una persona que ha ganado peso gracias al exceso de grasas y carbohidratos; ambos están hinchados de agua, pero contienen menos minerales y vitaminas que un individuo de proporciones saludables.

¿De dónde extraeremos los minerales para una dieta sana? Ciertamente no de los alimentos procesados, las carnes, el azúcar, el pan blanco o la mantequilla. La mejor fuente de suministros serán los vegetales, marinos o terrestres, «cultivados orgánicamente» (especialmente las variedades de verde profundo) y los brotes y la hierba de trigo.

Los agricultores ecológicos son parte de esta nueva revolución verde. No usan fertilizantes sintéticos, herbicidas ni pesticidas: confían en la rotación de los cultivos, el reciclaje de los residuos de la cosecha y medidas biológicamente seguras para controlar los insectos, las malas hierbas y otras plagas. Los agricultores ecológicos fertilizan el suelo enriqueciendo las reservas naturales de minerales, lombrices y enzimas. Los alimentos cultivados en suelo orgánico son alimentos equilibrados que producen personas sanas y equilibradas.

Últimamente, sin embargo, muchas personas a quienes no gustan los vegetales han optado por suplementos minerales que pueden ser caóticos y peligrosos para el organismo. Si no le gustan las verduras, es mejor exprimirlas y beber el zumo así como utilizar el zumo de hierba de trigo. Ya que éste y otros zumos verdes se encuentran entre las mejores fuentes de minerales, será más difícil que llegue a quedarse sin alguno de los minerales esenciales.

La demostración de resistencia de Barbara Moore

Hace ahora unos años escuchaba con atención las noticias sobre Barbara Moore, quien salía de San Francisco en dirección a Nueva York. Lo que llamó mi atención fue que iba andando (pensaba alcanzar la Gran Manzana 45 días después) y que no pensaba comer más que las hierbas y plantas que encontrara por el camino.

Barbara Moore había hecho un hábito de sus viajes a Suiza para caminar por los Alpes. En muchas de sus excursiones sustituía con hierbas, plantas y agua proveniente de la nieve fundida. También había realizado una travesía de Inglaterra de 1.600 kilómetros a un paso de ocho o diez kilómetros por hora, entre 16 y 18 horas al día. A sus 56 años Barbara Moore destrozaba la creencia en la necesidad de carne abundante y alimentos cocinados para estar fuertes y tener gran resistencia.

Cuando partió de San Francisco para su maratón transcontinental, los periodistas pudieron ver que no llevaba más que un plátano y una jarra de zumo de apio, los únicos suplementos que pensaba añadir a su dieta de hierbas del camino y plantas comestibles. Barbara Moore llegó a Nueva York 46 días después y era saludada por un grupo de amigos y de sorprendidos reporteros.

Cómo actúa la clorofila de la hierba de trigo

A lo largo del tiempo se han postulado muchas teorías sobre los ingredientes activos de las plantas verdes. Sin embargo, y aunque no estamos totalmente seguros de cómo y por qué funcionan la clorofila, el ácido absícico y la variedad de enzimas de las plantas, conocemos muchas de las maneras en que estas sustancias pueden ayudar a los animales y los humanos. Presentamos en este capítulo algunos de los descubrimientos más generales, como la evidencia de la capacidad de la clorofila para limpiar y enriquecer la sangre, su efecto sobre el sistema circulatorio y el suministro de oxígeno, su papel en la limpieza y regeneración del hígado, así como de su uso como desodorante corporal.

En guardia frente a los riesgos ambientales

Mientras la sociedad pone gran énfasis en la limpieza, es increíble que tan pocas personas se preocupen por el problema de la suciedad interior. Después de años de vida en ambientes contaminados no deberíamos cometer la ingenuidad de pensar que hemos eliminado correcta y eficientemente todas las toxinas que consumimos en la comida, el aire que respiramos y el agua que bebemos. Nadie está a salvo de los riesgos ambientales.

Los vientos arrastran niveles tóxicos de plomo, cadmio y monóxido de carbono que afectan a nuestras funciones metabólicas, hígado y pulmones. El suministro de agua está contaminado de cloro y fluoruro sódico que pueden causar dolor de cabeza y náuseas. Los alimentos del supermercado contienen aditivos químicos: nitratos, glutamato sódico, aspartamo, agentes blanqueadores y antioxidantes sintéticos como el BHT o el BHA. Todos pueden causar reacciones alérgicas y ejercer una presión excesiva sobre el hígado y los órganos excretores.

Sólo recientemente se ha experimentado sobre el daño que los contaminantes del aire, el agua y la comida nos hacen. Algunos son cancerígenos (causantes del cáncer) o mutagénicos, capaces de alterar los genes o ADN y de afectar, posiblemente a las nuevas generaciones. Ya que no podemos evitar la presencia de estas sustancias en nuestro ambiente, lo mejor que podemos hacer es fortalecer nuestro organismo para coexistir con ellas sin ser arrasados.

La clorofila nos protege de los cancerígenos como ningún otro alimento o medicina: refuerza las células, desintoxica el hígado y la corriente sanguínea y neutraliza químicamente los elementos contaminantes.

Yoshihido Hagiwara y otros científicos japoneses descubrieron que las enzimas y aminoácidos presentes en la hierba verde desactivaban los efectos cancerígenos y mutagénicos del benzopireno 3, 4, una sustancia que aparece en el pescado ahumado y la carne a la brasa. Se ha demostrado que las enzimas de las hierbas neutralizan la toxicidad de varios compuestos del nitrógeno presentes en los humos de los automóviles.

En opinión de Tsuneo Kada, director del Centro de Investigaciones Genéticas de Japón, esto demuestra que las hierbas tienen un campo de actividad metabólica más amplio que los humanos y los animales, y son más eficientes para neutralizar y eliminar ciertos contaminantes. Según mi experiencia, la inclusión del zumo de hierba de trigo en la dieta protege de la contaminación.

Las enzimas que parecen ser especialmente efectivas para aumentar las defensas corporales son la dismutasa superoxídica (SOD), proteasa, amilasa y catalasa.

Un experimento llevado a cabo por Chiu-Nan Lai en la Universidad de Texas demostró que el zumo de hierba de trigo tiene un poderoso efecto antimutagénico. Comprobó además, capacidad para combatir los tumores, sin la toxicidad que acompaña a los medicamentos que también inhiben la actuación de los agentes destructores de células.

La hierba de trigo y sus enzimas: limpiadoras de sangre de primera clase

Los elementos activos que se encuentran en el zumo de hierba limpian la sangre y neutralizan y digieren las toxinas de nuestras células.

Me gusta pensar en el cuerpo humano como si se tratara de una gigantesca fábrica química biológicamente activa. Bajo la piel, millones de acciones y reacciones químicas se producen constantemente. Las enzimas son la fuerza que se oculta tras esas delicadas operaciones. Consideradas largo tiempo simples catalizadores (sustancias que afectan al nivel de las reacciones químicas pero no se ven implicadas en ellas), ahora se las considera como más que simples materiales suplementarios; son la energía vital en sí misma. Sea la cicatrización de una herida en un dedo o la pérdida de un par de kilos, las enzimas acabarán realizando el trabajo. De hecho, cualquier actividad, desde empezar a digerir la comida o mover las piernas requiere del concurso de miles de enzimas. Las enzimas son especialmente importantes para el proceso de limpieza de la sangre.

Podemos utilizar dos tipos básicos de enzimas en el proceso de limpieza y reconstrucción de la sangre y, finalmente, de nuestro cuerpo. El primero son las enzimas endógenas que se encuentran en nuestro interior. Es un grupo poderoso capaz de realizar una gran desintoxicación, pero estas enzimas se pierden con la edad. Sus capacidades y tiempo de vida se pueden aumentar si las ayudamos desde fuera, añadiendo enzimas exógenas a nuestra dieta, como las que encontramos en el zumo de hierba de trigo.

No podemos extraer más que beneficios de las muchas enzimas que se encuentran en la hierba si la comemos sin cocinar. La cocción destruye todas las enzimas de los alimentos. Una cierta cantidad de actividad enzimática se pierde también por una prolongada exposición al aire, procesado o secado. Por ello recomiendo cultivar cada cual el trigo, y beberlo a los pocos minutos de haberlo exprimido.

Además de las enzimas, la hierba de trigo también contiene cadenas de aminoácidos que también ayudan a la limpieza de la sangre. Los aminoácidos, absorbidos directamente por la sangre, neutralizan sustancias tóxicas como el cadmio, la nicotina, el estroncio, el mercurio y el cloruro de polivinilo, al transformarlos en sales insolubles que el cuerpo elimina fácilmente, además de estimular el metabolismo corporal. Los flavonoides desintoxican las células y evitan su deterioro.

Cómo la hierba de trigo produce sangre y estimula una circulación sana

El zumo de hierba de trigo contiene oxígeno líquido. El oxígeno es vital para muchos procesos corporales: estimula la digestión (la oxidación de los alimentos) aclara el pensamiento (el cerebro utiliza el 25% del suministro corporal de oxígeno) y oxigena la sangre, protegiéndola así de las bacterias anaeróbicas. También mejora la circulación de la sangre, alimentando en último término todas las células del organismo.

Según Arthur Robinson, fundador del Instituto Linus Pauling, el zumo de hierba de trigo parecía tener un efecto dilatador de los vasos sanguíneos, lo que implica que la sangre fluye con mayor facilidad. Un aumento de la circulación significa una mejor nutrición de las células y una mejor evacuación de los productos de deshecho; estos dos procesos son importantes para la reconstrucción y limpieza del organismo.

Otto Warburg, un bioquímico alemán, obtuvo el premio Nobel por un estudio en el que revelaba que las células cancerosas no resisten la presencia de oxígeno, de lo que dedujo que si una terapia anticáncer quería tener éxito debía incrementar la presencia de oxígeno en la sangre, especialmente en la localización del tumor. Más adelante volveremos a hablar de la relación entre cáncer y la hierba de trigo.

La clorofila ha demostrado ser efectiva contra la anemia en numerosos experimentos en animales y humanos. Casi un 30% de la población femenina norteamericana que ya ha pasado la pubertad puede ser anémica. En el caso de los hombres, el número de casos de anemia se incrementa hacia los cincuenta años. Los síntomas más relevantes de la anemia son la fatiga y la pérdida de apetito.

Para obtener una sangre sana y rica en hierro deben estar presentes en nuestra dieta en proporciones adecuadas las vitaminas clave como la B_{12} y el ácido fólico, y minerales como el hierro, el potasio y el cobre, además de proteínas. Pero es casi imposible obtener estas sustancias de una dieta compuesta de patatas, pan blanco, carne a la plancha, vegetales enlatados y alimentos procesados. Estos alimentos contienen cantidades mínimas de nutrientes esenciales, pues al cocinarlos y procesarlos se destruyen o no pueden ser absorbidos. Como la hierba de trigo siempre se consume cruda, es una buena fuente de los nutrientes citados, de forma que pueden ser inmediatamente convertidos por el organismo en glóbulos rojos, y a mayor cantidad de éstos, más rica en hierro será la sangre.

Como señalaba el estudio de Hughs y Latner, la clorofila extraída de las plantas verdes ha demostrado gran capacidad de aumentar el nivel de hemoglobina en un corto período de tiempo. Hace años se la administraba a pacientes con bajos niveles de hierro y demostró su efectividad para devolver la sangre a niveles normales.

La hierba de trigo y la función hepática

Otro efecto beneficioso de la clorofila es la estimulación y regeneración del hígado, el principal órgano de desintoxicación del organismo. El hígado es la auténtica fábrica del cuerpo, ya que desempeña más de quinientas funciones diferentes, desde la digestión y el almacenaje al filtrado de la sangre y la reorganización de los nutrientes. Por desgracia, el 90% de sus funciones pueden ser destruidas antes de que aparezcan síntomas preocupantes, y entonces puede ser demasiado tarde para corregir el problema. Al ser el responsable de la eliminación de las toxinas de la sangre, cuando el hígado resulta dañado por degeneración de grasas, microbios u otros irritantes, se debilita la capacidad de la sangre para limpiarse.

Tres compuestos que se encuentran abundantemente en la hierba de trigo ayudan a mantener el hígado sano y vital. La colina evita las deposiciones de grasas, el magnesio ayuda a eliminar los excesos de grasa, de la misma forma que el sulfato de magnesio elimina el pus de las heridas y el potasio actúa como estimulante y vigorizante.

El doctor Wattenburg, de la Facultad de Medicina de la Universidad de Minnesota, descubrió que cuando alimentaba a las ratas con una dieta que contenía vitaminas y todos los nutrientes conocidos, pero muy purificados (nuestra dieta está purificada entre un 50 y un 75%), éstas eran incapaces de producir ciertas enzimas que desactivaban los cancerígenos en el hígado. Las mismas ratas, sin embargo, alimentadas con germinados producían las enzimas. El compuesto de los germinados que hacía lo posible la producción de enzimas se conoce como *índole*, y también se encuentra en la hierba de trigo.

Charles Schnabel hizo otro interesante descubrimiento sobre la capacidad de las hierbas para vigorizar el hígado, publicado en enero de 1980 en la revista *Acres USA* bajo el título «Hierba, el perdón de la naturaleza». Al hablar de los beneficios para la salud y la nutrición que procuraban las hierbas en humanos y animales, Schnabel comparó la salud general de un grupo de gallinas cuya dieta contenía un 5% de hierba joven con otro grupo con idéntica dieta, pero con la excepción que el 5% consistía en alfalfa en lugar de hierba. Las gallinas alimentadas con hierba estaban mucho más sanas que las otras, como indicaban su sangre, más oscura y rica, y sus hígados, que presentaban un color marrón intenso frente a la coloración más pálida de los hígados de las gallinas alimentadas con alfalfa.

Aunque no se han hecho suficientes investigaciones sobre el hígado humano, todo parece indicar que el uso de hierbas en la dieta estimula la función hepática y aumenta el número de glóbulos rojos de la sangre.

Las pruebas realizadas por Thelma Arthur también señalan los efectos limpiadores de la hierba de trigo en los humanos. En el Instituto Hipócrates recomendamos el uso de implantes de hierba de trigo, que consisten en introducir unos gramos de zumo fresco de hierba de trigo en el intestino grueso y retenerlos unos veinte minutos. Una parte del zumo es absorbida directamente por la circulación y llevada al hígado. Este método permite llevar más clorofila al hígado de la que se podría beber.

Las propiedades desodorantes de la clorofila

Una de las maneras más obvias de probar el efecto de la hierba de trigo sobre las toxinas corporales es la ausencia de olores corporales desagradables en aquellos que la utilizan. En un estudio de R. W. Young y J. S. Beregi, aparecido en 1980 en el *Journal of the American Geriatric Society*, se administró clorofila en tabletas a 72 pacientes de un asilo. Aunque las tabletas son menos potentes que el zumo, se descubrió que eran muy útiles para controlar los olores corporales y fecales. Otro ofecto registrado es que la clorofila disminuía también la severidad del estreñimiento crónico y reducía la presencia de gases.

En 1950, Howard Westcott descubrió que 100 miligramos de clorofila son un magnífico desodorante, ya que mientras la mayoría de desodorantes tan sólo cubren el mal olor, los extractos de clorofila neutralizaban con éxito los olores ofensivos de los alimentos, el alcohol y el tabaco. Además neutralizaba el mal aliento, el olor de la sudoración, los olores de la menstruación, fecales y de la orina.

En su libro *La medicina de la clorofila*, Keiichi Mirishita y Kaneo Hotta, científicos japoneses que han estudiado durante años las propiedades de la clorofila, hablan de sus acusadas capacidades desodorantes. En una de sus pruebas, dieron a comer ajo a diez voluntarios y seguidamente entre tres y doce gramos de clorofila. Al cabo de veinte minutos el olor a ajo había desaparecido de ocho de los voluntarios y sucedía lo mismo si bebían alcohol o fumaban cigarrillos. El olor corporal, por tratarse de una secreción interna que produce mal olor al reaccionar con las bacterias de la piel es más difícil de corregir, pero en cuestión de semanas el olor puede ser neutralizado.

Hace tiempo que los científicos conocen las propiedades desodorantes de la clorofila, y por ello algunos medicamentos, los chicles, los productos contra el mal aliento, antisépticos y duchas vaginales la contienen.

Las enzimas, los aminoácidos y la clorofila de la hierba de trigo contienen compuestos antibacterianos especialmente indicados para destruir las bacterias anaeróbicas que prosperan en la sangre y los tejidos pobres en oxígeno. Algunas infecciones, úlceras y putrefacción están causadas por bacterias anaeróbicas que no pueden vivir en presencia de oxígeno o de agentes productores de oxígeno como la clorofila. El zumo de hierba de trigo desactiva estas bacterias anaeróbicas y promueve la regeneración del área afectada. Sin embargo, no escuece como algunos antisépticos y no produce reacciones alérgicas.

Toda la actividad enzimática de la hierba de trigo se resume en una cosa de importancia vital: más fuerza y resistencia a los contaminantes de dentro y fuera del cuerpo.

Rejuvenecer gracias a la hierba de trigo

…Dadme un campo donde crezca la hierba sin segar, la buena hierba verde, el delicado milagro, la hierba que siempre vuelve…

Walt Whitman

Como en los días de Ponce de León, la humanidad sigue buscando la fuente de la eterna juventud. Se creía que beber de esa mágica fuente devolvía el vigor y la apariencia de la juventud. Aunque los científicos han descubierto cientos de elementos químicos y miles de factores que tienen un papel en la salud y la nutrición, no estamos más cerca de cumplir el sueño de la eterna juventud que Ponce de León hace quinientos años. De hecho, si consideramos el aumento de la incidencia de las enfermedades degenerativas en nuestra sociedad, se podría decir que vamos hacia atrás. Sin embargo, creo que tenemos una verdadera fuente de la eterna juventud a nuestro alcance en la hierba de trigo.

Se ha exagerado mucho sobre los efectos de los suplementos vitamínicos y minerales. Ni éstos, ni las hormonas ni los «medicamentos de la juventud» pueden curar el resfriado, devolver el vigor a un octogenario o devolver el cabello a una cabeza calva. En la mayoría de los casos, los suplementos son una pérdida de tiempo y dinero, y en dosis abusivas pueden llegar a ser peligrosos.

Seamos claros: los suplementos vitamínicos y minerales sintéticos pueden tener un efecto similar a las drogas y ocasionar estreñimiento, dolores de cabeza y causar daños al hígado y a los riñones. Tienen además unos efectos muy limitados si los comparamos con sus correlatos naturales que encontramos en los alimentos frescos. La vitamina E sintética, por ejemplo, tiene una décima parte de la efectividad de la vitamina natural. Las vitaminas y minerales sintéticos se absorben menos que las formas que se encuentran naturalmente en los alimentos, ya que éstas vienen «empaquetadas» con otros nutrientes para asegurar su absorción y uso óptimos. Ésta es la manera en que hemos obtenido nuestras vitaminas durante millones de años y sigue siendo la mejor y más segura forma de obtenerlas.

La hierba de trigo contiene un amplio espectro de vitaminas y minerales, incluyendo los doce más esenciales, empaquetados con docenas de enzimas y elementos de traza. Es un alimento completo capaz de sostener el crecimiento de animales de laboratorio y seres humanos. Además, no se ha encontrado que sea nocivo en cualquier cantidad en que sea suministrado.

Nutrición y rejuvenecimiento

Una alimentación correcta es inseparable del proceso de rejuvenecimiento. Ningún otro método o tratamiento pueden ofrecer resultados seguros, rápidos y permanentes con total seguridad. A pesar de los enormes avances científicos de los últimos cien años, las soluciones médicas para la extensión de la vida y el rejuvenecimiento no han dado resultados. La longevidad media es hoy tan sólo cuatro años más larga que hace cien años y hasta que no seamos capaces de evitar llegar a la tumba es muy improbable que podamos salir de ella.

El camino más sano y directo para llegar a la fuente de la juventud pasa por una alimentación adecuada que utilice germinados, la hierba de trigo y ejercicio moderado. Pero este camino requiere esfuerzo, y no tiene el «glamour» de tomar un elixir, aunque los resultados justifican el esfuerzo.

Mi propia experiencia sirve como ejemplo de la milagrosa capacidad de la hierba de trigo para subsanar las deficiencias e invertir el proceso de envejecimiento. Con cincuenta años, ya estaba lista para la jubilación. Tenía el cabello gris, una enorme colitis y otros problemas del colon, estaba muy baja de energía y no tenía una dirección clara en la vida. Desesperada, dirigí mi atención a la naturaleza para encontrar alivio. Las lecciones que en la infancia había aprendido de mi abuela estaban frescas en mi memoria.

Mi razón y mi intuición me llevaron a experimentar con los alimentos más ricos, vitales y nutritivos que pude encontrar. Éstos no eran las carnes, los quesos y los huevos, como la mayoría de la gente pensaba en aquel entonces, sino los alimentos que podían atrapar la energía del sol y transmitirla a mi cuerpo. Eran alimentos vivos, más ricos en vitaminas, minerales y energía vital que en proteínas o grasas. Grasas y proteínas son necesarias, pero yo sabía que no los necesitaba en las grandes cantidades y la forma pesada en que la persona media los utiliza.

Yo sabía que para encontrar y utilizar la energía de la vida en el intento de rejuvenecer mi cuerpo enfermo y cansado debía buscarla en las plantas verdes. Charles Kettering y un puñado de investigadores tenían una idea correcta, pero por presiones comerciales se dedicaron a buscar maneras de empaquetar o sintetizar esta energía vital de las plantas verdes para alargar su vida útil, cosa que es imposible.

Con la hierba de trigo, los alimentos crudos y el ejercicio, tengo la impresión de haber llegado todo lo cerca que podemos estar de la fuente de la juventud. Mi pelo vuelve a ser completamente castaño 25 años después de mi descubrimiento. Mi peso se ha mantenido en unos 50 kilos, lo mismo que en mi juventud, y mi energía no tiene límites. Durante los últimos diez años no he necesitado más de cuatro horas de sueño cada noche, y no he necesitado los servicios de un médico desde hace mucho tiempo. Mi trabajo me ha llevado por todo el mundo, en giras para dar conferencias muy agotadoras que se podían alargar meses, y sin embargo tengo más energía de la que recuerdo haber tenido cuando era niña, y con 76 años ya no soy una criatura. Lo que descubrí puede ayudarle, pero en vez de creerme sin más, lea cuidadosamente lo que tengo que decirle y si cree que es correcto, inténtelo usted mismo.

Una vida más larga

No le prometo que la hierba de trigo vaya a darle la inmortalidad, pero puede limpiar su sangre y ayudar a rejuvenecer las células, haciéndole sentirse más vivo. Los hombres norteamericanos viven 69 años de media y las mujeres, 74. La gente de Israel, Grecia, Japón, Alemania y Australia vive más tiempo. La mujer de Holanda, Islandia, Suecia, Noruega, Dinamarca, Francia, Canadá y Gran Bretaña vive más tiempo que la mujer norteamericana.

Sin embargo, estamos mejor que nuestros antepasados, ya que ellos tenían que luchar con la peste, el hambre y una mayor mortalidad en el parto e infantil. Así, la esperanza de vida en 1900 era de 47 años para llegar a los 67 en 1950. En las tres décadas que han pasado desde entonces el aumento ha sido insignificante. El problema consiste en el cambio radical de dieta.

No hay secretos para vivir largo tiempo: la clave es la simplicidad. Eso es lo que aprendemos de los pueblos tradicionalmente longevos de Hunza (Paquistán), Vilcabamba (Ecuador) y Georgia (Rusia). Una dieta simple que incluya muchos vegetales frescos ricos en clorofila, germinados, semillas, fruta fresca y otros alimentos naturales con muy pocos alimentos animales es la mejor. Si a una dieta así de simple añadimos la hierba de trigo, el organismo tendrá un poder regenerador que no se obtiene con el uso de medicamentos, productos químicos o suplementos vitamínicos o minerales.

Piense por un momento: ¿puede obtener vida de cosas inanimadas? Si planta una píldora de vitaminas, ¿brotará y producirá una planta viva? Desde luego que no. ¿Cómo pueden añadir vida y energía a su organismo de la forma en que lo hacen el trigo, los germinados o los brotes? Si planta alguno de éstos creará una nueva vida a partir del suelo, el aire y la lluvia. Temporalmente, los suplementos vitamínicos pueden ser necesarios, para equilibrar un problema, pero no pueden sustituir a los alimentos vivos.

La fuerza vital y los nutrientes almacenados en la hierba de trigo pueden devolver la juventud a su organismo. ¿Qué queda si cocina la hierba? Una cáscara vacía, sin vida. Cuando cocinamos los alimentos destruimos sus enzimas y su energía vital. No es sorprendente que envejezcamos pronto y muramos más jóvenes de lo que deberíamos.

La vida viene de la vida. La hierba de trigo es la esencia de la vida. La hierba de trigo contiene nutrientes extraordinarios, identificados por G. O. Kohler como el «factor zumo de hierba». La investigación de Kohler indica que el factor zumo de hierba puede corregir deficiencias nutricionales, estimular el crecimiento y prevenir la muerte prematura de los animales herbívoros.

Ahora hablaremos brevemente de los elementos nutritivos de la hierba de trigo que proporcionan a su zumo la capacidad de rejuvenecer hasta el organismo más cansado y deteriorado.

La hierba de trigo, las enzimas y el envejecimiento

Las enzimas son, probablemente, los ingredientes activos más importantes de la hierba de trigo. Hasta la fecha se han descubierto cientos de enzimas en las hierbas de los cereales, y un estudio más concienzudo puede llevar en el futuro al descubrimiento de miles, ya que la hierba es un almacén de enzimas.

Cuando se incluyen en la dieta, estas enzimas complementan a las enzimas endógenas del organismo y aumentan su energía vital. Las enzimas más importantes que pueden encontrarse en la hierba de trigo son: *oxidasa citocroma*, un antioxidante necesario para la respiración de las células; *lipasa*, una enzima que fragmenta las grasas; *proteasa*, una proteína digestiva; *amilasa*, que facilita la digestión del almidón; *catalasa*, que cataliza la descomposición del peróxido de hidrógeno en agua y oxígeno en la sangre y los tejidos; *peroxidasa*, que cumple una función similar a la catalasa pero en el ámbito celular; *transhidrogenasa*, una enzima que ayuda a mantener el tejido muscular del corazón, además de la dismutasa superóxida (SOD).

Es interesante destacar que cuando declina el número y la fuerza de estas enzimas, cosa que ocurre cuando nos hacemos viejos, disminuye la capacidad del organismo para manejar las grasas, las proteínas y las calorías sobrantes. Este hecho sería el responsable de los problemas de sobrepeso y envejecimiento prematuro que afectan a tantas personas. Otro hecho interesante es que tres de estas enzimas (la oxidasa citocroma, la peroxidasa y la catalasa) se encuentran en altas concentraciones en los leucocitos y los glóbulos rojos de la sangre. En el organismo de un paciente con cáncer, sin embargo, su número desciende significativamente.

Ya hemos visto cómo las enzimas de la hierba de trigo ayudan a eliminar las toxinas, pero también nos ayudan a digerir mejor los alimentos. En algunos casos también han sido capaces de «digerir» excesos de grasas y proteínas y parece que pueden llegar a romper tumores.

Una de las enzimas de las hierbas de los cereales, la SOD, tiene un papel crucial en la capacidad de la hierba de trigo para evitar el envejecimiento. Esta enzima ha recibido mucha atención en círculos científicos como posible enzima antienvejecimiento.

Trabajando independientemente, Barry Halliwell, bioquímico de la Universidad de Londres, Irwin Fridovich de la Universidad de Duke, y M. Rister, de la Universidad de Colonia, encontraron SOD en todas las células del organismo y han investigado el papel de esta enzima en la disminución del envejecimiento. La SOD reduce los efectos de la radiación, actúa como antiinflamatorio y evita la destrucción de las células después de un ataque de corazón o de exposición a irritantes. La hierba de trigo es una fuente superior de SOD.

La SOD está presente en las células como elemento neutralizador de los efectos tóxicos de los superóxidos que también se encuentran en las células. Los superóxidos son sustancias que se producen en las células en los procesos metabólicos normales. Pero cuando la cantidad de éstos aumenta sin un incremento paralelo de la producción de SOD, puede dañar las células y provocar envejecimiento.

Después de una exposición a radiación o contaminantes como los derivados del óxido de nitrógeno que siguen al consumo de sustancias extrañas y tóxicas como las drogas y los aditivos químicos o también en el proceso de envejecimiento, el número de superóxidos en la célula aumenta. Su acumulación destruye las grasas, el ADN y la estructura general de las células. Cuando el suministro de SOD es bajo, las células se envenenan, pierden su capacidad de renovación y mueren prematuramente. De hecho, hay relación entre el número de células anormales y envejecidas en el organismo y la cantidad de superóxidos que contienen.

En pruebas de laboratorio y también clínicas, la SOD ha demostrado ser una enzima segura y eficiente que nos puede proteger de la destrucción de las células ocasionada por los superóxidos, infección, envejecimiento, radiación, y envenenamiento debido a comidas, aire contaminado o drogas. Y la hierba de trigo es una fuente natural de esta enzima.

La hierba de trigo y la recomposición del ADN

Yashuo Hotta, biólogo de la Universidad de California, en San Diego, aisló otro compuesto presente en las hierbas jóvenes del trigo. Con el nombre provisional de P4D1, esta sustancia ha demostrado una especial capacidad para estimular la producción y la recomposición natural de las células del esperma y del ADN.

El doctor Hotta experimentó con células reproductoras en lugar de células somáticas (las que componen los tejidos corporales) por su capacidad para reconstruir el ADN y asegurar así la salud del recién nacido. El experimento consiste en dañar un grupo de espermatozoides con rayos X y administrar un tóxico a otro grupo. Células dañadas de grupo recibían P4D1 y otros no. Cuando se incubaban los espermatozoides en condiciones normales, el P4D1 aumentaba el número de células que se recuperaban y la velocidad a que lo hacían. Cuando se administraba a células que no habían sido dañadas, el extracto también ayudaba a sus procesos normales de reconstrucción

Esto significa que las hierbas jóvenes, incluyendo el trigo, pueden aumentar la potencia y las capacidades reproductoras. Para personas mayores, con problemas de impotencia o enfermas, la recuperación de la potencia sexual es un signo inequívoco de un organismo más fuerte, de una mayor capacidad para resistir la enfermedad y demorar el envejecimiento. El doctor Hotta experimenta ahora los efectos del extracto sobre células somáticas, que se recuperan más lentamente, para ver si éstas se pueden beneficiar de sus efectos.

La hierba de trigo contra los radicales libres

Los radicales libres son átomos con un grupo de electrones «salvajes» que pueden rodear sus células internamente y envejecer todas las partes de su cuerpo. Han sido creados especialmente por las grasas procesadas y cocinadas de nuestra dieta.

Para Jeffrey Bland, bioquímico de la Universidad de Puget Sound, en Washington, los resultados preliminares de los estudios realizados sobre el BHT y el BHA para comprobar su utilidad como antienvejecedores indica que estos aditivos alimentarios pueden inhibir la producción en el hígado de enzimas necesarias para la salud y la longevidad.

Los antioxidantes protegen partes vitales de la célula (especialmente las grasas no saturadas) de resultar dañadas por el oxígeno. Los antioxidantes que se encuentran en el BHT, el BHA y otros aditivos se encuentran también en la hierba de trigo y otros alimentos naturales, y en una forma que es a la vez más segura y eficiente que los productos químicos.

Las grasas se acumulan cuando ciertas enzimas disminuyen debido a la edad y a una alimentación pobre, contribuyendo al envejecimiento prematuro; la hierba de trigo puede eliminarlas. Aquí es donde los radicales libres entran en escena.

En los últimos años muchos norteamericanos se han pasado de las grasas saturadas (grasas animales) a las no saturadas y poli no saturadas. Se suponía que las grasas no saturadas evitaban las enfermedades cardíacas que provocaban las grasas saturadas. Ahora tenemos conocimiento que estábamos equivocados. Ambos tipos aumentan el riesgo de enfermedades cardíacas y, todavía peor, aceleran el proceso de envejecimiento por su tendencia a no permitir la llegada de oxígeno a las células, pero también porque posibiliten la creación de radicales libres.

Los radicales libres son átomos que han perdido su acompañante. En el torrente sanguíneo forman grasas poli no saturadas en presencia de oxígeno. También las forman fuera del organismo: en el aceite cuando se pone rancio. El problema de los radicales libres es su inestabilidad. Tienden a romper cualquier cosa a la que se acercan y pueden afectar todos los sistemas orgánicos.

Según P. Gordon en «Los radicales libres y el proceso de envejecimiento», del libro *Aspectos teóricos del envejecimiento*, cuando los radicales libres dañan las células, los restos quedan en forma de acumulaciones intracelulares conocidas como pigmentos lipofuscin que atacan a la salud al impedir el paso de oxígeno a la célula. La cantidad de pigmentos lipofuscin aumenta con el paso del tiempo y son una indicación de la edad de los tejidos. Una dieta con gran cantidad de grasas puede ser una de las mejores maneras de incrementar el número de estos pigmentos.

La hierba de trigo, por otro lado, evita la acumulación y el daño que provocan los radicales libres y los pigmentos lipofuscin. Su zumo contiene las vitaminas C, E y caroteno, antioxidantes naturales que nos protegen de la formación de radicales libres con eficacia y seguridad. Los antioxidantes de los productos químicos como el BHT y el BHA pueden ser útiles para evitar que se pongan rancios aceites poli no saturados, pero no hay pruebas de que hagan lo mismo en el organismo humano. Además, no hay evidencia de que sean seguros como suplementos, ya que hemos estado expuestos a pequeñas cantidades en lo últimos años.

Las vitaminas A, C y E son ejemplos de antioxidantes naturales. La vitamina C evita la formación de radicales libres y la destrucción de las otras dos. El zumo de hierba de trigo contiene tanta vitamina C como el zumo de naranja y más que la mayoría de vegetales más comunes.

La vitamina A no se encuentra en el zumo de hierba de trigo, pero sí su precursor, el caroteno. El caroteno es una de las sustancias que evita que los aceites se conviertan en radicales libres mientras la planta está viva. A diferencia de las fuentes animales de vitamina A que pueden causar daños en grandes dosis, el caroteno no ha mostrado toxicidad en ningún caso. En los experimentos en los que los animales recibieron cantidades extra de caroteno, quedó demostrado su efecto de protección contra la formación de radicales libres en los tejidos.

El zumo de hierba de trigo es una buena fuente de provitamina A (caroteno). En proporción, tiene más caroteno que la lechuga, los tomates y muchos otros vegetales, pero además de incluir el zumo de hierba de trigo deben limitarse el consumo de aceites de cocina, mantequilla, mayonesa y otras grasas que envejecen el organismo.

Somos tan jóvenes como nuestra sangre

Un organismo sano requiere una sangre normal y sana. Cuanto más sana sea la sangre, mayor será la vitalidad y la esperanza de vida, ya que es la calidad de la sangre lo que determina la firmeza de nuestros huesos y la firmeza de nuestros músculos. Sin sangre rica y sana que aporte nutrientes a todas nuestras células, sobrevivimos con mala salud y baja energía.

En opinión de Bernard Jensen, en su libro *La magia de la clorofila de la vida vegetal*, no hay mejores reconstituyentes de la sangre que los zumos verdes y la hierba de trigo, y menciona varios casos en los que consiguió doblar el número de glóbulos rojos en cuestión de días haciendo que los pacientes tomaran baños de agua con clorofila. Se hacían análisis de sangre antes y después de los baños utilizando las técnicas habituales. Los resultados eran todavía más rápidos cuando los pacientes bebían zumos verdes y la hierba de trigo, además de tomar los baños. La sangre rica en hierro lleva más oxígeno a las células, haciéndonos más jóvenes y evitando la senilidad.

Rejuvenecimiento con la hierba de trigo

Aún no sabemos exactamente cómo la hierba de trigo rejuvenece la sangre empobrecida y los cuerpos cansados, pero tenemos muchas claves. Brown Langone escribió *Haga sus células más jóvenes*, en el que hablaba de las propiedades de las auxinas de las raíces, sustancias que se encuentran en las raíces de todas las plantas jóvenes. Citaba experimentos realizados por botánicos en los que se colocaban auxinas en la punta de una hoja, cosa que causaba el crecimiento de una raíz en la misma hoja.

Langone razonaba que quizá pudiéramos encontrar una auxina de la juventud alimentándonos de germinados, brotes y hierbas. Otros han probado estas ideas: Weston Price, creador de la Fundación Price-Pottenger para la nutrición, aisló una sustancia proveniente de las puntas de las hierbas jóvenes que tenía unos efectos parecidos a los de las auxinas de las raíces y conseguían regenerar células dañadas. Mis propias investigaciones confirman estos resultados.

La hierba de trigo puede ser usada como tónico y rejuvenecedor por su abundancia en vitaminas naturales, minerales, elementos traza y enzimas. Es también fuente de energía y altamente asimilable, por lo que requiere poco esfuerzo para ser digerido. Incluso los que tienen una mala digestión pueden disfrutar de los beneficios de su uso.

Supernutrición con la hierba de trigo

Siguiendo en importancia a la divina profusión de agua, luz y aire, esos tres grandes hechos físicos que hacen posible la vida, hay que tener en cuenta el beneficio universal de la hierba. No produce fruto, ni en la tierra ni en el aire, pero si por un solo año se perdiera su cosecha, el hambre despoblaría el mundo.

JOHN JAMES INGALLS, SENADOR POR KANSAS, 1872

La nutrición con alimentos «vivos» es supernutrición porque reconoce y aprecia las diferencias entre los alimentos crudos y cocinados y entre los nutrientes naturales y sintéticos. En el currículum tradicional de las escuelas de nutrición no queda espacio para la discusión sobre el valor de las enzimas y fuerzas vitales en los alimentos o los méritos de los alimentos vivos (crudos) frente a los cocinados. Pero la diferencia, cuando se plantea en términos de salud, es la que existe entre estar vitalmente sano y con vida o sólo respirar.

En este capítulo hablamos de los múltiples componentes nutritivos de la hierba de trigo y sus relaciones con la supernutrición. Comparamos también su coste y efectividad con algunos de los alimentos «sanos» más populares y con los suplementos vitamínicos y minerales sintéticos.

Las raíces nutricionales de la hierba

Debemos nuestra existencia a las hierbas que colonizaron la tierra hace cincuenta millones de años y la hicieron habitable para animales y humanos. Parece, desafortunadamente, que hayamos olvidado ese hecho. Aunque bebemos leche y comemos carne de animales que comen hierba, parece que sus maravillosas propiedades alimenticias son para nosotros algo que está asegurado. Pero si algo les sucediera a nuestros animales y nuestras reservas de alimentos se agotaran, sería un alivio saber que con la hierba de trigo podríamos sobrevivir.

¿Podríamos sobrevivir con los otros vegetales comunes, verduras o malas hierbas? La experiencia dice que no. Durante años se asumió que los animales herbívoros se podían alimentar con cualquiera de las plantas verdes, pero ahora sabemos que no es así. Un conejo de indias es herbívoro, pero moriría en menos de trece semanas si lo sometiéramos a un régimen de lechuga, col o zanahorias, y perdería la mitad de su peso si sólo le suministráramos espinacas. Pero el mismo conejo de indias prosperaría con una dieta compuesta únicamente de la hierba de trigo. De hecho, Charles Schnabel desarrolló una raza de conejillos de indias en cinco generaciones con una dieta que sólo incluía la hierba de trigo. Pero ¿pueden los humanos sobrevivir con la hierba de trigo? Yo creo que sí.

Cuando se discuten los valores nutritivos de una sustancia alimenticia como la hierba de trigo y se comparan con los nutrientes que se encuentran en las píldoras de vitaminas, es bueno recordar que la naturaleza empaca los nutrientes de forma compleja y equilibrada, mientras que los químicos, por mucho que intenten imitarla, no lo consiguen. Los nutrientes de la hierba de trigo y los alimentos crudos se asimilan inmediatamente en el organismo, necesitando entonces una menor cantidad que los complementos vitamínicos y minerales.

Tampoco hay que olvidar que cuando discuto los valores nutricionales de la hierba de trigo me refiero al líquido. Cuando el zumo de la hierba de trigo se seca, los valores de algunos de sus nutrientes se multiplican por veinte o más, debido a la ausencia de agua. Si comparamos la hierba de trigo con la espirulina o la clorela, deberíamos comparar el zumo de hierba de trigo en su forma seca para que la comparación fuera justa. No digo que el zumo seco sea mejor, que no lo es, sino que sin el líquido, algunos nutrientes están más concentrados. Pero el proceso de secado destruye algunas enzimas y fuerzas vitales, razón por la que recomiendo usar el zumo fresco, en la cima de sus valores nutritivos; además, otras vitaminas se pierden después de exprimido o secado.

La mejor clase de vitaminas

La necesidad de vitaminas varía para cada organismo, ocupación y estilo de vida, pero lo más seguro es afirmar que todos necesitamos una cierta cantidad de vitaminas para mantenernos sanos. Hay mucha confusión sobre nuestras necesidades de vitaminas como la C, complejo B, A y E y su utilización por el organismo. En sus campañas publicitarias los fabricantes de vitaminas dan la impresión de que las vitaminas por sí mismas aumentan la energía y nos protegen del resfriado. Pero las vitaminas no aumentan los niveles de energía ni nos hacen sentir mejor directamente, sino a través de su capacidad para conseguir que las grasas, proteínas y carbohidratos de los alimentos se conviertan en energía y «bloques de construcción» que el organismo pueda utilizar. Por sí mismas las vitaminas no curan enfermedades, ni curan la impotencia, ni sostienen la vida. También necesitamos los factores alimenticios que ya hemos mencionado y que utilizamos para reconstruir nuestras células y obtener energía. Es esencial para la salud obtener la suficiente cantidad de las vitaminas del tipo correcto, pero nuestra necesidad de vitaminas es mínima si la comparamos con nuestra necesidad de carbohidratos, proteínas y grasas.

Sigue abierto el debate sobre si estos sustitutos sintéticos pueden reemplazar las vitaminas auténticas que se encuentran en los alimentos y si esto debería ser así. Los más críticos advierten que los desinformados que utilizan vitaminas corren un riesgo y citan varios casos de sobredosis y toxicidad de las vitaminas. Parece claro que las vitaminas deberían ser tratadas como medicamentos. Aunque se asegura que muchas no son tóxicas, su uso debería estar cuidadosamente asistido, ya que desconocemos sus efectos a largo plazo.

Por otra parte, sabemos que las vitaminas de los alimentos son perfectamente seguras y capaces de mantenernos en perfecto estado de salud. Los alimentos naturales han procurado a nuestros antepasados las vitaminas esenciales durante millones de años. Las vitaminas sintéticas parecen funcionar a corto plazo, pero pueden tener efectos secundarios malignos, como la mayoría de medicamentos sintéticos.

Pero además muchas personas utilizan un suplemento vitamínico diario en lugar de una alimentación correcta, olvidando muy a menudo los alimentos más ricos en vitaminas. Desgraciadamente, no hay garantías de que alguien pueda seguir sano con píldoras de vitaminas y comida rápida como dieta. Por lo que sabemos, ese estilo de vida acabará probablemente en una enfermedad crónica y una muerte prematura.

En realidad, no hay sustituto para las vitaminas que se encuentran en los alimentos vivos de gran calidad. También recomiendo el uso de cien o doscientos gramos de zumo de hierba de trigo cada día como protección añadida frente a las presiones y el nerviosismo de la vida moderna. Esta pequeña cantidad de zumo verde le proporcionará casi tantas vitaminas y minerales como todo el alimento de una persona media en un día.

La hierba de trigo contra los «superalimentos»

Es probable que se resista a usar la hierba de trigo, alegando que ya utiliza alguno de los «superalimentos» que se encuentran en las tiendas de alimentación natural, pero pocos de estos alimentos, incluyendo la espirulina, el polen de abejas, la clorela y la hierba de trigo seca y en polvo, han superado la prueba del tiempo.

La clorela y la espirulina son algas verdes, pero ambas están lejos de ser alimentos vivos, como afirman sus fabricantes. Son organismos unicelulares envueltos en una concha dura, que para obtener los nutrientes del interior dicha concha debe romperse, con lo que el contenido se oxida. Para evitar esta oxidación, las algas se empaquetan en recipientes que no permiten el paso de la luz, pero el daño ya está hecho. Además, las algas se tratan a temperaturas de más de cien grados, con lo que todavía pierden más digestibilidad y valor nutritivo. La razón para ello puede encontrarse en que las algas contienen genes y otros elementos que no han evolucionado desde hace más de tres mil millones de años.

Algunos de los llamados «superalimentos»

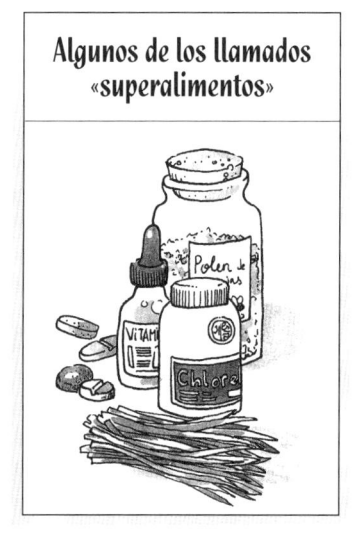

Más allá de estas limitaciones, los investigadores japoneses y alemanes, han descubierto que la clorela es de muy difícil digestión y produce ácidos nucleicos no deseados. Pero los peores inconvenientes de los «superalimentos» son la dificultad para obtenerlos, un pobre control de calidad y sobre todo el precio. Un suministro diario de hierba de trigo cuesta muy poco comparado con los otros productos.

Otra ventaja del zumo de hierba de trigo es que se puede utilizar cuando más alto es su valor nutritivo, unos segundos después de exprimirlo. Las vitaminas de los «superalimentos» secos y los vegetales pierden potencia en cuanto se recogen las plantas o se cortan. La vitamina C de un tomate crudo rayado, se pierde en un 50% a los cinco minutos y en un 70% a los veinte minutos. Después de la cocción todavía se pierde más. Por esta razón siempre es recomendable que coma crudos todos los alimentos que pueda. La hierba de trigo pierde muchas de sus vitaminas y enzimas en el momento en que se corta, pero como siempre se utiliza crudo y se cultiva en casa, lo podrá utilizar inmediatamente.

Al ser un líquido, el zumo de hierba de trigo se asimila rápidamente. Cuando se bebe el zumo una de las primeras cosas que nos sorprenden es su dulzura. Este sabor indica que el zumo está entrando en contacto directo con las membranas mucosas de la boca y actuando directamente sobre la superficie de los nervios gustativos. Porque los vegetales no tienen este sabor si no se exprimen, ya que sus nutrientes están encerrados en sus células fibrosas. La cocción, que tiende a fracturar la celulosa, hace que algunos vegetales dejen escapar más sabor, pero al mismo tiempo destruye las enzimas y otros nutrientes.

Las vitaminas de la hierba de trigo

Nutricionalmente, el zumo de hierba de trigo contiene la misma cantidad de vitamina C que los cítricos y otras frutas, y más que algunos vegetales muy comunes, como el tomate o las patatas. La vitamina C es importante para la salud de la piel, los dientes, las encías, los ojos, los músculos y los ligamentos, también ayuda al crecimiento y desarrollo general y actúa como antioxidante.

El zumo de hierba de trigo proporciona tanta vitamina A como la mayoría de frutas. El zumo seco contiene tanta vitamina A como la zanahoria, la col rizada o el albaricoque, todos ellos con gran contenido de esta vitamina. Hablamos de provitamina A, también conocida como «caroteno», que se transforma en vitamina A en los intestinos según las necesidades y es inofensivo en cualquier cantidad. La vitamina A que se encuentra en el hígado, los aceites de pescado, los alimentos animales, y los suplementos vitamínicos y minerales se acumula y puede ser tóxica en grandes dosis.

La vitamina A es esencial para el crecimiento y desarrollo normales, la vista y la reproducción. Sin el consumo de la vitamina A podemos padecer de huesos débiles o quebradizos, ceguera nocturna, piel seca, y poca resistencia a las enfermedades.

La hierba de trigo es también una buena fuente de vitamina B, que facilita la utilización de los carbohidratos como energía y ayuda a los sistemas nervioso y digestivo. Un suministro constante de vitamina B es esencial para un desarrollo normal del cerebro y el organismo y para las glándulas que producen la adrenalina. Nuestras necesidades de esta vitamina antiestrés aumentan con la cantidad de presiones físicas y mentales que encontremos, aunque en comparación con otras vitaminas, la cantidad de vitamina B que necesitamos es pequeña.

La vitamina E, una vitamina antioxidante y relacionada con la fertilidad, también se encuentra en la hierba de trigo. Sin la cantidad suficiente de esta vitamina, que se disuelve en las grasas, nos enfrentamos a la degeneración muscular, a la esterilidad y a una curación más lenta de las heridas y las infecciones. Es también un protector del corazón. El tipo de vitamina E que se encuentra en la hierba de trigo se asimila diez veces más fácilmente que la vitamina E sintética. Otros alimentos vivos que constituyen una buena fuente de vitamina E son los brotes, los granos y las nueces.

Los minerales de la hierba de trigo

La cantidad y calidad adecuada de los minerales en nuestra dieta son tan importantes como las de las vitaminas. Los minerales ayudan a regular las funciones de producción de sangre y de eliminación a nivel molecular, gracias a sus relaciones con las enzimas corporales. Sin la cantidad apropiada de minerales podemos acabar toxémicos y cansados.

Los minerales son nuestro sustento. En el océano primigenio, los minerales se combinaron con aminoácidos y enzimas para crear la vida. Las sales minerales son básicas para la vida. Se encuentran en animales y plantas y se encargan de las transferencias de electricidad en los organismos. Son orgánicos, a diferencia de los minerales inorgánicos que se encuentran en las rocas, los suplementos minerales y los clavos oxidados.

Los minerales inorgánicos pueden ser introducidos en el organismo para cumplir una función específica, pero se precisan dosis de diez a veinte veces mayores para producir el mismo efecto que las sales minerales orgánicas.

Para cubrir sus necesidades de sales minerales, le recomendamos el uso de la hierba de trigo y otros alimentos crudos. Al hacerlo, obtendrá protección contra las deficiencias, mantendrá sus huesos y dientes en buen estado y protegerá las delicadas funciones metabólicas que requieren un equilibrio de sales minerales. Cuando se utilizan minerales inorgánicos se puede correr el riesgo de romper ese delicado equilibrio y crear el caos en el organismo. El viejo adagio de que la naturaleza es el mejor químico es todavía válido cuando se trata de conseguir los minerales apropiados para la salud.

Los minerales son también importantes para mantener un metabolismo equilibrado, especialmente en referencia al pH sanguíneo (la acidez o alcalinidad relativa de la sangre). En condiciones normales nuestra sangre presenta una ligera alcalinidad con un pH de entre 7,3 y 7,45 (en la escala de pH menos de 7,0 es ácido y más, alcalino).

Como resultado del metabolismo, se producen constantemente ácidos que deben ser neutralizados por minerales alcalinos para mantener los huesos y los dientes sanos, así como ayudar a la inmunidad frente a los resfriados y enfermedades más serias. La hierba de trigo tiene el efecto de dar alcalinidad a la sangre, debido a la presencia de minerales alcalinos como el magnesio, el potasio y el calcio.

La hierba de trigo es una buena fuente de calcio, necesario para en los huesos y los dientes, la regulación del ritmo coronario y mantener el equilibrio en el nivel pH de la sangre. El zumo de hierba de trigo seco tiene tanto calcio como la leche. Los zumos de brotes, de vegetales de hojas verdes y vegetales marinos, así como los germinados, las gramíneas y los granos también ofrecen calcio en forma fácilmente asimilable por el organismo.

No recomendamos el uso de leche y derivados lácteos como alimentos porque son demasiado ricos en grasas animales saturadas y colesterol. Después de haber sido pasteurizada, homogeneizada y suplementada con vitamina D sintética, la leche se hace de difícil digestión para la persona media. Por tanto es esencial que se alimente con germinados, brotes, vegetales marinos y zumo de hierba de trigo para asegurarse de que obtiene todo el calcio que necesita, especialmente si padece artritis, reumatismo, hormigueo en las extremidades o calambres, todos ellos síntomas de falta de calcio. El 99% del calcio que ingerimos se deposita en los huesos y los dientes ya que el calcio no puede ser absorbido sin la presencia de otros minerales traza, como sucede en el zumo de hierba de trigo y los alimentos vivos y frescos.

La hierba de trigo también contiene hierro, esencial para la formación de glóbulos rojos y el transporte de oxígeno de los pulmones a las células. Reutilizamos cierta cantidad de hierro, pero debemos conseguir un suministro constante de este mineral en nuestra dieta, pues si falta podemos sentirnos cansados o acabar anémicos. Las mujeres pierden hierro durante la menstruación. El hierro inorgánico puede causar estreñimiento, pero las sales de hierro que contiene la hierba de trigo no tienen efectos colaterales. En forma de zumo, la hierba de trigo contiene la mitad del hierro que las espinacas y otros vegetales que son buenas fuentes de hierro, pero al contrario que las espinacas, la remolacha o el cardo no contiene ácido oxálico, sustancia que sí contienen estos alimentos y que impide la utilización del calcio, puede lixiviar el calcio de huesos y dientes y ocasionar cálculos en los riñones.

Otro mineral importante que la hierba de trigo contiene en cantidades óptimas es el sodio. Lo necesitamos para la digestión y la eliminación de residuos y para regular la cantidad de líquidos en el organismo. Un ejemplo de nuestra necesidad de sodio es que nuestra sangre contiene diez gramos de sodio por litro, mientras que la cantidad de calcio es de un 2% del contenido en sodio y el potasio un 4%.

Sin embargo, demasiado sodio puede causar una tensión sanguínea alta, úlceras de estómago y apoplejía. Las personas con dietas sin sodio pueden utilizar el zumo de hierba de trigo porque contiene poco sodio, si lo comparamos con la mayoría de alimentos preparados. Su contenido de sodio es equiparable al de una cebolla o un tomate.

El potasio, llamado por algunos especialistas en nutrición el mineral de la juventud, ayuda a mantener el equilibrio de los minerales y del peso corporal. También afina los músculos, reafirma la piel y promueve la belleza general. Las frutas, especialmente los plátanos, son reconocidas suministradoras de potasio. El zumo de hierba de trigo contiene tanto potasio como los cítricos, las uvas, las manzanas o los melones.

La hierba de trigo contiene tanto magnesio como el brócoli, las coles de Bruselas, la remolacha, la zanahoria o el apio. El magnesio es importante para el buen funcionamiento de los músculos, la salud de los intestinos y las funciones de eliminación. Creo que este importante mineral es igualmente responsable de la eliminación de las grasas del hígado en caso de infiltración de grasas.

La hierba de trigo es también fuente importante de una gran cantidad de minerales traza. Estos minerales son importantes aunque sólo se les encuentre en cantidades ínfimas en nuestro organismo. El selenio está siendo investigado por sus posibles efectos cancerígenos y se reconoce que muchos otros, como el zinc, esencial para el crecimiento de los cabellos, muchas funciones hepáticas y la síntesis de proteínas, son de gran importancia para plantas y animales.

Los aminoácidos (proteínas) de la hierba de trigo

Después del agua, las proteínas son el nutriente que más se encuentra en el organismo. Más del 50% del peso en seco del cuerpo son proteínas. Éstas, a su vez, están compuestas de cadenas proteínicas más pequeñas llamadas aminoácidos. Juntos, las enzimas y los aminoácidos son los responsables de la renovación de las células y del inmenso complejo de funciones que crean las hormonas responsables de la formación de los músculos, la sangre y los órganos.

Existen ocho aminoácidos esenciales que el organismo sólo puede sintetizar a partir de las proteínas que incorporamos en nuestra comida. Si estos aminoácidos no están presentes en nuestra alimentación, nuestro organismo es incapaz de rejuvenecer nuestras células correctamente y aparecen entonces los síntomas de carencias. Además de estos ocho, hay docenas de aminoácidos igualmente esenciales, pero que se pueden formar internamente.

Los aminoácidos que son esenciales para la correcta digestión y asimilación de los alimentos, conseguir inmunidad frente a las enfermedades, rápida cura de cortes y heridas, el correcto funcionamiento del hígado y la regulación de nuestro nivel de actividad mental, pero sobre todo, la acción de los aminoácidos en el proceso de autorrenovación de las células nos rejuvenece y alarga nuestra vida.

La falta de uno de estos aminoácidos puede producir alergias, pérdida de energía, digestión lenta, poca resistencia a las infecciones y envejecimiento prematuro. Reincorporar ese aminoácido puede tener como resultado más probable la desaparición de todos estos síntomas. Un suministro adecuado de aminoácidos puede ser la diferencia entre una salud débil y falta de energía y una buena salud, claridad mental y gran resistencia a los gérmenes y otros microbios. Encontramos 17 aminoácidos presentes en el zumo de la hierba de trigo:

- La **lisina** es un aminoácido que ha recibido mucha atención como un potencial factor antienvejecimiento. Favorece el crecimiento y la circulación de la sangre. Sin la suficiente lisina, la respuesta del sistema inmunológico decae, la vista puede verse afectada y aparece la fatiga.
- Otro aminoácido esencial, la **isoleucina**, es también necesaria para el crecimiento y para el equilibrio de proteínas. La falta de isoleucina puede provocar retardo mental, ya que su carencia puede impedir la formación de otros aminoácidos también vitales para el organismo.
- La **leucina** nos mantiene alerta y despiertos. De hecho, no es recomendable la utilización de este aminoácido para las personas insomnes, ya que podría empeorar su problema, pero un suministro adecuado de leucina es necesario para los que quieran experimentar qué es la vida con alto nivel de energía.

- El **triptófano** es esencial para la formación de sangre rica y roja, piel saludable y cabello. Trabajando junto con las vitaminas del complejo B, el triptófano ayuda a calmar los nervios y estimula una mejor digestión.
- La **penilalalina** que ayuda a la glándula tiroides en la producción de la hormona tiroxina, es necesaria para el equilibro mental y la calma emocional
- La **treonina** estimula una digestión plácida, contribuye a la asimilación de alimentos y favorece el metabolismo general del organismo.
- La **valina** activa el cerebro, facilita la coordinación muscular y calma los nervios. La falta de valina puede conducir a nerviosismo, fatiga mental, explosiones emocionales e insomnio.
- La **metionina** ayuda a limpiar y regenerar las células del hígado y los riñones. Estimula así mismo, el crecimiento del cabello y la calma mental. Su efecto es casi opuesto al de la leucina; la metionina calma, en lugar de acelerar los procesos mentales.
- La **alanina** es un constructor de sangre.
- La **arginina** es especialmente vital para los hombres, pues los líquidos seminales la contienen en gran cantidad.
- El **ácido aspártico** facilita la conversión del alimento en energía.
- El **ácido glutámico** mejora el equilibrio mental y facilita las funciones metabólicas.
- La **glicina** facilita el proceso por el que las células utilizan el oxígeno para producir energía.
- La **histidina**, que parece afectar al oído y los procesos nerviosos.
- La **prolina**, que se convierte en ácido glutámico y realiza las mismas funciones.

- La **serina** es un estimulante del cerebro y de las funciones nerviosas.
- La **tirosina** facilita la formación de la piel y el cabello y previene el envejecimiento celular.

La supernutrición con la clorofila de la hierba de trigo

De todos los valiosos compuestos presentes en el zumo de hierba de trigo, la clorofila es uno de los más importantes. Si no fuera por su delicada naturaleza, sería una de las armas más importantes del arsenal médico. Pero su inestabilidad no nos ha de preocupar porque podemos cultivar, exprimir y beber la hierba de trigo, sin necesidad de almacenarlo por largos períodos de tiempo.

Valores nutricionales de la clorofila

La clorofila es un compuesto proteínico que se encuentra en las hojas verdes de las plantas y hierbas; por sí misma no es nada especial para la mayoría de bioquímicos y especialistas en nutrición.

La clorofila interviene en la conversión de la energía solar de forma que los animales y las plantas la puedan utilizar como una especie de batería viviente. El cuerpo de un animal también almacena y produce calor y energía: la diferencia estriba en que las plantas obtienen la energía directamente del sol, cosa que los humanos y los animales no pueden hacer.

La misma fuerza vital de la naturaleza que explota cada primavera en forma de múltiples matices de verde puede ser trasmitida al cuerpo humano a través del zumo de hierba de trigo. El organismo puede utilizar esta energía vital supernutritiva para sanarse y repararse según sus necesidades. Y repetimos, es muy importante exprimir la hierba justo después de cortarla y beber el zumo inmediatamente.

El segundo aspecto nutricional importante de la clorofila es su sorprendente parecido con la hemoglobina, el compuesto que eleva el oxígeno en la sangre.

Yoshihido Hagiwara, científico y educador de la salud japonés, es partidario del uso de la hierba como alimento y medicina, y razona: ya que la clorofila es soluble en las grasas y las partículas grasas son directamente absorbidas en la sangre a través del sistema linfático, la clorofila también se puede absorber de esta manera.

En su opinión, en el interior del organismo el ion magnesio de la clorofila se sustituye por una molécula de hierro, creando sangre nueva. En otras palabras, cuando la «sangre» de las plantas entra en el cuerpo humano se transforma en sangre humana, que transporta los nutrientes a todas las células del cuerpo.

Los milagros curativos de la hierba de trigo

En el futuro el hombre usará los elementos de luz solar de las plantas para regenerar y sanar el organismo humano.

GEORGE CRILE

En la década de los años cuarenta, el uso de la clorofila en medicinas, pastas dentífricas y refrescantes del aliento se puso de moda. Revistas y periódicos de primera fila, incluyendo el *Readers Digest* publicaron artículos sobre su uso como medicina y para la higiene personal.

En julio de 1940, se publicó en el *American Journal of Surgery* un extenso informe de Benjamine Gurskin, director de patología experimental de la Universidad Temple. Por primera vez se señalaba a la clorofila como una medicina efectiva e importante. El informe, preparado por Gurskin y otros dos colegas, Redpath y Davis, ambos otorrinolaringólogos, mencionaba los casos de más de mil doscientos pacientes tratados con clorofila. Los síntomas tratados iban desde infecciones internas profundas a úlceras de piel y problemas de encías. Gurskin acota a las experiencias de sus colegas con la clorofila: «Es interesante observar que no hay un solo caso en el que no se haya producido cura o mejora».

Desde entonces, otros investigadores han obtenido éxitos al tratar enfermedades con extractos de clorofila. En un estudio sobre veinte pacientes con problemas de colon, incluyendo la colitis ulcerosa, los implantes rectales de clorofila se utilizaron como enema de retención una vez al día. Se solicitó a los pacientes que retuvieran el líquido durante cinco horas, con mejoría en la mayoría de casos y sin efectos colaterales ni irritación en ninguno de ellos.

Carroll Wright, profesor de dermatología en la Universidad de Temple, empleó un ungüento de clorofila para combatir ciertas enfermedades de la piel. Descubrió que era especialmente útil en el tratamiento de las úlceras de piel crónicas y el impétigo.

W. S. Morgan, quien también trabajaba en Filadelfia, trató con clorofila a cuarenta pacientes con diferentes problemas de piel. Los pacientes experimentaron alivio casi inmediato del picor y la quemazón. Unas semanas después del inicio del estudio todos los pacientes menos seis se habían curado, algunos de ellos de enfermedades crónicas que habían padecido durante años.

Homer Judkin, dentista en el Hospital de Paris, Illinois, creó conmoción cuando anunció su éxito en el control de la angina de Vincent y casos avanzados de piorrea con inyecciones de clorofila en las encías. Hablando de la recuperación de un grupo de pacientes, dijo: «En menos de treinta días las encías se afirmaron completamente y han permanecido limpias desde entonces.»

Pero a pesar del interés y los éxitos clínicos de la clorofila en los años cuarenta, parece haberse quedado sin sitio en la evolución comercial de la medicina moderna a causa de su naturaleza inestable y aunque algunas compañías sintetizaron clorofila, los resultados de su uso fueron inconsistentes.

Como habrá quedado claro, es difícil almacenar y trabajar con la clorofila bruta o «cruda». Una vez obtenida y expuesta a la luz y el aire, pierde su actividad bioquímica y su coloración verde en cuestión de horas. Los científicos descubrieron cómo obtener una clorofila sintética, la clorofilina, descomponiendo clorofila natural y atándola con un ion de cobre. La clorofilina mantenía su color y podía almacenarse indefinidamente gracias a su estabilidad. El problema era que no actuaba como el original, y el sustituto provocaba efectos colaterales como anemia y náuseas. Se abandonó para fines médicos, pero continúa en el mercado como ingrediente de desodorantes y colorante sintético.

Poco a poco, la clorofila y especialmente la clorofila de la hierba de trigo vuelven a recibir atención por parte de los médicos.

La hierba de trigo para superar el cáncer

Durante años me ha interesado mucho el problema del cáncer. Pensaba que si los alimentos vivos y la hierba de trigo podían ser de ayuda frente al problema médico más temido e incontrolable, no quedarían dudas sobre su capacidad para sanar, alimentar y equilibrar el organismo. Con veinte años de atender a pacientes de cáncer, sé que se pueden superar todos los tipos de cáncer, dependiendo del estadio en que esté. Sin embargo, creo que nunca encontraremos una «cura» a este temido problema porque no la hay. El cuerpo del paciente debe sanarse a sí mismo, de la misma manera en que cualquier cuerpo se recupera de un corte, un arañazo o un resfriado. Aunque haya medicamentos que ayuden al destruir células cancerosas, eso es todo lo que pueden hacer:

ayudar. El organismo debe reemplazar las células perdidas con células nuevas, libres de cáncer.

Una vez comprendida la lógica de que el cuerpo debe «autosanarse» y «autolimpiarse» es fácil comprender cómo el organismo puede superar un problema tan serio como el cáncer. ¿Cómo construir un sistema inmunológico capaz de prevenir y superar el cáncer? Primero hay que eliminar las cosas que reducen su inmunidad: las presiones en la casa y el trabajo y los alimentos procesados y cocinados. Una vez haya quitado presión a su sistema inmunológico debe aprender a reconstruirlo. Su segunda tarea será eliminar de su cuerpo los residuos tóxicos de las presiones y la mala alimentación con una dieta limpiadora de hierba de trigo y alimentos vivos.

Los alimentos vivos y la hierba de trigo iniciarán el proceso de limpieza y reconstrucción del sistema inmunológico mientras se mantenga apartado de las presiones y los alimentos que crean un alto riesgo de cáncer. Si no se toma un descanso (ojalá permanente) de los alimentos que congestionan y taponan su cuerpo, tiene muy pocas oportunidades de recuperarse.

Pero los efectos benéficos de la hierba de trigo van mucho más allá de reconstruir su sistema inmunológico. Estudios preliminares han identificado cierto número de sustancias en el zumo de hierba de trigo que son formidables anticancerígenos. Uno de ellos es el llamado ácido absícico. Eydie Mae Hunsberger, una antigua paciente que utilizó la dieta Hipócrates y la hierba de trigo para curarse de un cáncer de pecho maligno ofrece el testimonio en su libro *Cómo vencí al cáncer naturalmente*, y explica cómo su doctor se interesó en el caso e investigó en estudios anteriores para encontrar el ingrediente activo que la hacía mejorar.

Lo que encontró fue el ácido absícico, una hormona de las plantas que impide que éstas germinen hasta que las condiciones ambientales sean idóneas. En pruebas de laboratorio con animales, descubrió que hasta cantidades ínfimas de ácido absícico eran «letales para cualquier forma de cáncer». Los tumores desaparecieron rápidamente en los animales que recibían inyecciones de ácido absícico.

Pero como ella misma afirma, «Los malos hábitos de alimentación causan más muertes que el cáncer. Quizá podamos vencer un cáncer con pastillas de ácido absícico, para morir después de un ataque al corazón o cualquier otra cosa». Sólo una nutrición preventiva seria y un estilo de vida saludable nos pueden salvar de la enfermedad. La decisión de Eydie Mae de cambiar la «dieta de la persona condenada» por la hierba de trigo y otros alimentos vivos de la dieta Hipócrates le dieron un vuelco a su vida: un año después de que los médicos ya no le dieran esperanzas, el cáncer había desaparecido; y así continuó.

Ernst Krebs, conocido bioquímico, investiga otra posible propiedad anticancerígena del zumo de hierba de trigo. Se trata de la vitamina B_{17} (laetrila), extraída de huesos de albaricoque, que también se encuentra en las comidas naturales y especialmente en la hierba de trigo. Esta vitamina se ha mostrado efectiva para destruir las células cancerosas selectivamente y no dañar a las no cancerosas.

En el Instituto Linus Pauling de Ciencias y Medicinas, Arthur Robinson estudió los efectos de los alimentos vivos, la hierba de trigo y la vitamina C sintética sobre el cáncer en ratones de laboratorio. Con radiación ultravioleta se indujo cáncer de piel a los ratones. El grupo de control recibió la dieta de laboratorio habitual, al igual que otros dos grupos a los que también se suministró vitamina C. Los dos grupos restantes recibieron una dieta de alimentos crudos restringida a manzanas, peras, zanahorias, tomates, pipas, plátanos y la hierba de trigo. A uno de estos grupos también se les suministró cien gramos de vitamina C.

Robinson resumió así los logros de su investigación: «Los resultados fueron espectaculares. Los alimentos vivos reducían la incidencia y la severidad de las lesiones cancerosas en un 75%, el mejor resultado de todos los programas nutricionales que se habían probado. Sólo era posible igualar estos resultados con ácido ascórbico (vitamina C) suministrando dosis tan altas que eran casi letales para los ratones y más allá de la capacidad racional de consumo humano. De hecho, el ácido ascórbico en las cantidades usualmente recomendadas para los resfriados, doblaba, aumentaba en un 100% la incidencia y severidad del cáncer».

En mi opinión, si a los ratones que sólo se alimentaban de hierba de trigo y vegetales crudos les hubieran dado brotes en lugar de frutas y vegetales, el descenso del cáncer hubiera sido mayor. La gravedad de las lesiones de los ratones de Robinson variaba con la alimentación que recibían. Esto indica que la investigación sobre el cáncer debería en el futuro centrarse en la dieta para obtener respuestas.

La conexión entre cáncer y alimentación se va haciendo evidente para médicos e investigadores. Hace unos años, el Instituto Nacional del Cáncer encargó a la Academia Nacional de Ciencias un estudio sobre esta relación. El estudio señaló muchos alimentos cancerígenos: artículos procesados como la carne en conserva o ahumada, los quesos con alto contenido en grasas y los aceites refinados. Esta investigación también descubrió que algunos vegetales, especialmente las variedades verdes y amarillas parecían poseer propiedades anticancerígenas. Pues bien, la mayoría de los alimentos que la Academia Nacional de Ciencias recomendó y que incluían las zanahorias, el calabacín, el brócoli, la col y las verduras con hojas, son menos potentes nutritivamente que la hierba de trigo, y ninguno de ellos posee enzimas activas después de la cocción.

El oxígeno y el cáncer

Otto Warburg, ganador del Premio Nobel de Medicina en 1931, formuló una teoría muy interesante sobre el cáncer, al demostrar que las células cancerosas prosperaban en un ambiente pobre en oxígeno. No consideraba que el cáncer fuera un virus, sino más bien un proceso de mutación de la célula causada por la privación de oxígeno en el ámbito celular. Warburg llegó a esta conclusión hace más de sesenta años y su teoría sigue sin ser refutada, mientras cada año se descartan muchas otras hipótesis para el diagnóstico y la curación del cáncer.

Ahora sabemos que fumar, la polución del aire, un gran consumo de proteínas, una respiración pobre, la falta de ejercicio y una dieta rica en grasas pueden restarle al organismo el 25% del oxígeno disponible. Los zumos frescos, respirar hondo y la hierba de trigo dan oxígeno al organismo, estimulan una mejor circulación, aumentan la capacidad del organismo para acarrear oxígeno y el número de glóbulos rojos.

Todavía no sabemos el mecanismo exacto mediante el cual el zumo de hierba de trigo emprende la destrucción de las células cancerosas, pero sí tenemos conocimiento de que en los pocos años que los científicos llevan estudiando la relación entre el cáncer y la alimentación, ya han encontrado algunas posibilidades en los tratamientos de cáncer detectado precozmente.

Para ganar la batalla de la obesidad

La mayoría de la gente no quiere estar gorda, pero son muy pocos los que contemplan la obesidad con el miedo y pánico que acompaña el pensar en el cáncer, y sin embargo es uno de los mayores problemas sanitarios a que se enfrentan los países occidentales.

No por la angustia mental que las personas obesas deban soportar, sino porque la obesidad no es sana. La verdad de esta afirmación queda clara si consideramos los numerosos problemas, desde las enfermedades coronarias, la diabetes y la artritis hasta la tensión alta y el cáncer, que tienen una mayor incidencia en las personas con sobrepeso.

La mayoría de las personas va ganando peso lentamente, a medida que su metabolismo no puede eliminar los excesos de nutrientes que consumen.

La mejor manera que conocemos de invertir este proceso y aumentar nuestra capacidad metabólica es volvernos más activos físicamente, comer alimentos que faciliten la circulación de la sangre, al tiempo que evitamos los alimentos procesados, incluyendo el azúcar, las carnes rojas, los productos lácteos, el pollo, los aceites y el pescado. El uso de la hierba de trigo le puede ayudar, pero sólo su consumo no le hará más delgado.

Uno de los descubrimientos más satisfactorios que he realizado desde que empecé mi trabajo en nutrición es la dramática pérdida de peso que se obtiene cuando se sigue la dieta Hipócrates y se utiliza la hierba de trigo. Esta dieta se compone de vegetales, frutas frescas, germinados, vegetales marinos, brotes, semillas germinadas, frutos secos y granos, todos ellos consumidos crudos y preparados en gustosas combinaciones.

La hierba de trigo ayuda a los que siguen un régimen al acelerar la circulación de la sangre, aumentar la actividad metabólica y mejorar la actividad digestiva, de manera que desaparece el exceso de grasas del cuerpo. Si piensa por un momento en los muchos papeles que juegan las enzimas, comprenderá que si pierde un kilo, o lo gana, será por la actividad de las enzimas en su alimentación y en su organismo o la falta de ella.

En su libro *Nutrición enzimática,* Edward Howell hace referencia a las mediciones del contenido en enzimas de la grasa corporal de personas con más de 130 kilos de peso, que revelaban una clara deficiencia de enzimas capaces de romper las grasas. Pero aunque no sea un «peso pesado», es muy probable que si quiere perder peso, las enzimas de los alimentos crudos y el zumo de hierba de trigo le puedan ser de ayuda.

La efectividad de los alimentos vivos y los zumos frescos, especialmente el zumo de hierba de trigo, ha desautorizado complejas teorías de por qué engordamos y cómo se puede perder peso.

Durante un tiempo se administró hormonas tiroides a los pacientes obesos para estimular la pérdida de peso, pero se descubrió que a largo plazo estos medicamentos debilitaban la tiroides. Si sigue las instrucciones para cultivar la hierba de trigo en tierra enriquecida con algas y la forma de preparar el zumo, añadirá a su dieta una magnífica fuente de yodina que tendrá un efecto tónico en la glándula tiroides y será una enorme ayuda para perder peso con seguridad.

Es de sentido común que si se alimenta con productos limpios, ligeros y bajos en calorías es obligado perder peso rápidamente y con seguridad. Además, la abundante cantidad que se sirve en las dietas de alimentos vivos limpiará los canales de eliminación de manera que puedan trabajar con mayor eficiencia, mientras que el contenido líquido de la dieta limpiará los riñones y la sangre, reemplazando fluidos corporales viciados con agua destilada naturalmente de los vegetales, brotes y fruta.

Por supuesto, no tiene que cambiar toda su dieta para perder peso con el uso de la hierba de trigo. Puede obtener una reducción gradual de su peso si toma regularmente el zumo y toma alimentos ligeros y frescos. El mito de que los plátanos, los aguacates y otras frutas engordan no está basado en los hechos. No son estos alimentos los que le hacen engordar, sino la manera en que están preparados (la fruta envasada o cocinada es muy diferente de la fruta fresca) y con lo que se sirven, por ejemplo, plátanos con helado. Alimentos que no engordan, como las fresas, pueden hacerle engordar si las consume con otros productos, como la nata o el hojaldre.

Ganar peso sin engordar

Si su problema no es la obesidad sino la falta de peso, no conozco un remedio mejor que la hierba de trigo. Algunas personas muy delgadas tienen un metabolismo hiperactivo que no les permite asimilar correctamente los nutrientes de los alimentos. En muchos casos se precisa estimulación digestiva (enzimas) y relajación.

He visto a personas faltas de peso ganar un kilo o más por semana al adoptar la dieta Hipócrates y tomar zumo de hierba de trigo. El zumo, al limpiar de mucosidades el tracto intestinal y permitir que más alimento se absorba y relajar el sistema nervioso le ayuda a ganar peso. Tanto en los experimentos con animales como en mis propias observaciones en el instituto, comprobamos que añadir pequeñas cantidades de zumo de la hierba de trigo a la dieta produce un peso corporal equilibrado y mejora la calidad de la sangre. Sea que quiera ganar o perder peso, la dieta Hipócrates colmará sus deseos, pero no le hará perder peso si no es que lo quiere y lo necesita.

Probablemente, la razón más importante para utilizar la hierba de trigo durante un programa de control del peso es su capacidad para satisfacer las deficiencias nutricionales. Como ya observamos en el capítulo anterior, la hierba de trigo es un alimento completo que contiene todos los nutrientes conocidos y probablemente algunos que todavía no conozcamos. Usarlo diariamente mientras trata de remodelar su cuerpo es como asegurarse contra cualquier deficiencia que pudiera aparecer. En los dos capítulos siguientes les explicaré los métodos de cultivo y los usos prácticos de la hierba de trigo con más detalle.

¿Está protegido de los riesgos de la vida moderna?

Las carnes, las grasas y el azúcar de la dieta son fáciles de evitar, pero hay otras amenazas para la salud que han aparecido en los últimos cien años. Me refiero a la contaminación del agua, el aire y el suelo: la radiación venenosa de los deshechos nucleares, las ondas de radio y televisión y las emisiones de los aparatos eléctricos y electrónicos. ¿Hay protección contra ellos?

Una solución, claro, es utilizar los brotes y alimentos vivos y el zumo de hierba de trigo diariamente.

Ya hablamos de la capacidad de la hierba de trigo para destruir gérmenes y microbios dañinos, su efectividad como antioxidante para proteger las células y su función estimulante en el transporte de oxígeno a las células. La contaminación de todas clases, desde el plomo de los humos de los automóviles hasta los óxidos de sulfuro y otros gases de los deshechos industriales, tienden a acumularse en el organismo. Como antioxidante, la hierba de trigo minimiza el daño que estas sustancias corrosivas e irritantes producen, directa e indirectamente, en el organismo.

La mejor protección contra la contaminación es un cuerpo sano y fuerte. Indirectamente, la hierba de trigo le protege de los agentes contaminantes al fortalecer las defensas de su organismo.

Por desgracia, no parece que la naturaleza haya programado en el ser humano la capacidad de adaptarse a todo lo que el ingenio humano puede crear. Aunque a lo largo del tiempo nos hemos mostrado capaces de adaptarnos a la niebla y otras contaminaciones (aunque a un precio desorbitado en términos de salud), hay otros peligros a los que somos particularmente vulnerables, y uno de ellos es la radiación.

Los científicos saben desde hace tiempo que los rayos X en grandes dosis pueden causar cáncer e incluso la muerte. El efecto destructivo de la radiación es al mismo tiempo positivo y negativo para el tratamiento médico del cáncer. Positivo porque puede destruir células cancerosas, y negativo porque también destruye células sanas y puede provocar más cáncer, pues la radiación es uno de los muchos métodos empleados para inducir el cáncer en los animales de los experimentos.

La radiación nuclear es todavía más peligrosa. Como todos sabemos, si se filtrara lentamente a la atmósfera o si fuera liberada en una explosión, los efectos para el organismo humano serían mortíferos.

Hasta las pequeñas dosis de radiación que produce un televisor o una computadora pueden causar enfermedades y cáncer. Los aparatos eléctricos, los fluorescentes y otras comodidades modernas también pueden afectar la salud al alterar el campo magnético del cuerpo, que los consumidores no tienen manera de controlar en los niveles de radiación de su casa.

Conscientes del peligro que presentan las radiaciones, los científicos han intentado encontrar un antídoto. En la actualidad, se ha propuesto un experimento para comprobar el factor de protección que puede proporcionar la clorofila de la hierba de trigo.

Este interés se debe a unas investigaciones realizadas por Harry Spector, Doris Calloway y otros, quienes alimentaron conejillos de laboratorio con la dieta habitual y los sometieron a niveles letales de radiación. Todos los animales murieron al cabo de quince días. Los investigadores introdujeron entonces cambios en la dieta antes de exponerlos a los mismos niveles de radiaciones. La remolacha no cambió nada, pero la col y el brócoli mantenían a más de la mitad de los animales vivos más de quince días. Los mejores resultados se obtenían cuando se les suministraba estos vegetales antes y después de las radiaciones. Las autopsias de los animales alimentados con vegetales revelaban unos hígados más grandes y sanos, con mayor cantidad de vitamina A y una mínima degeneración por grasas.

También mostraban un mayor desarrollo de las gónadas, lo que indicaba que los vegetales protegen las funciones reproductoras, y además los síntomas característicos del envenenamiento por radiación, malnutrición y pérdida de peso, tardaban más tiempo en surgir y reducían su gravedad cuando aparecían.

J. F. Duplan, investigador de la Academia de Ciencias de París, también descubrió que la col reducía la pérdida de peso y la mortalidad de los animales que habían recibido rayos X.

Aunque no se usaba la hierba de trigo en estos experimentos, hay base para creer que hubiera superado a la col y al brócoli frente a la radiación. Una razón para creerlo es que, según el doctor Schnabel, los positivos cambios en el hígado y las gónadas, después de complementar la dieta de los animales con esos vegetales, serían más intensos todavía con la hierba de trigo.

Cómo cultivar y consumir la hierba de trigo

Toda la carne es hierba, y su delicadeza es como una flor del campo.

Isaías 40: 6

Hasta ahora nos hemos concentrado en la teoría y la filosofía que respaldan el uso de la hierba de trigo como alimento y medicina. En éste y los dos siguientes capítulos hablaremos de los aspectos y aplicaciones más prácticos de la hierba de trigo, como los métodos de cultivo, cómo exprimirlo y el ayuno con la hierba de trigo.

Cultivar en casa la hierba de trigo no es complicado. En el Instituto Hipócrates creamos un sistema de jardinería interior para cultivar trigo sarraceno, germinados de semilla de girasol y la hierba de trigo a un costo muy bajo.

Para extraer el zumo de la hierba de trigo sólo necesita una licuadora y un colador.

Crear un jardín interior

El primer paso para crear su sistema de jardinería interior será encontrar un lugar adecuado para colocar las bandejas de hierba de trigo y otro para tener las semillas, la tierra y el compost.

También puede separar las operaciones y guardar la tierra y hacer la plantación en el sótano, situar las bandejas en las ventanas del segundo piso y humedecer las semillas al lado del fregadero. Escoja el sistema que sea, pero necesitará luz indirecta para las plantas en crecimiento y un lugar templado para las bandejas, entre 15 y 20°C durante los meses de invierno.

Si no le atrae la idea de meter tierra en su casa y no tiene ningún espacio fuera, no se preocupe. Aunque no hay sustituto para la hierba de trigo crecido en una buena tierra, se puede cultivar en germinadores automáticos. A los cinco días de crecimiento, las plantas jóvenes buscan nutrientes que no se encuentran en la semilla pero sí en el suelo, y por ello las plantas que crecen en un germinador automático necesitan nutrientes que no pueden obtener. El resultado es que la hierba de trigo no es tan potente como podría ser cuando se cultiva en tierra. Pero si es la única manera que tiene de cultivar y utilizar la hierba de trigo, es mejor que no disponer de él.

El cultivo de la hierba de trigo

Si utiliza el método que recomendamos, necesitará buena tierra y turba, o una mezcla de tierra y compost. La tierra que necesita son los primeros veinte o treinta centímetros de debajo del césped o de las hojas que cubren el suelo del bosque, que puede adquirir en una tienda de jardinería. La turba también se encuentra en estas tiendas. Las instrucciones para crear un sistema de compostaje se ofrecen en la página 100.

Germinador automático

Si utiliza compost de un jardín, tendrá que cribarlo para eliminar piedras, palos y otros deshechos antes de mezclarlo con la tierra. No utilice compost que haya sido tratado con restos animales, ya que puede contener bacterias dañinas. Si no le añade compost a la tierra, mézclela con turba, a razón de tres partes de tierra por una de turba.

Para producir una bandeja de hierba de trigo al día empiece con tres barriles de tierra y un barril de turba. También necesitará dos barriles vacíos para iniciar el compostaje. Con esto, tendrá para unas semanas, hasta que pueda empezar a utilizar los restos reciclados de los barriles de compost.

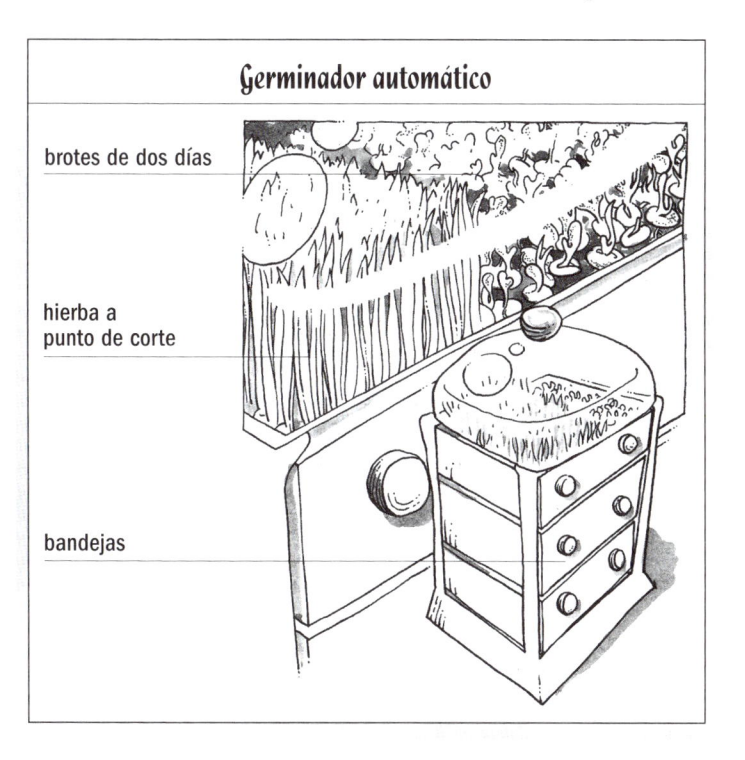

Germinador automático

- brotes de dos días
- hierba a punto de corte
- bandejas

Para cultivar la hierba de trigo utilice los granos de trigo «duro» o «de invierno». Son granos pequeños y alargados, de color oro profundo. Si es posible, consiga semillas cultivadas orgánicamente de una tienda de productos naturales. Las sustancias químicas y los fertilizantes que se alojan en las fibras de las plantas son tóxicos, y las semillas que los contienen no crecen bien.

Para plantar los granos de trigo compre unas bandejas de plástico duro de unos 30 x 40 centímetros. Necesitará una para la tierra y otra para cubrirla durante los tres primeros días de crecimiento. En total necesitará unas doce bandejas si lo que planea es cosechar una bandeja al día. Para humedecer las semillas antes de plantarlas necesitará algunos frascos de boca ancha.

Mientras las semillas se humedecen y brotan, cubra los tarros con malla de nilón y asegúrelos con una goma. Procure que las gomas sean fuertes, pues sino saltan y los brotes saldrán por todas partes. Y no necesita más que esto, agua y un poco de paciencia.

Germinado

La cantidad de granos de trigo a utilizar variará según el tamaño de la bandeja, por lo general, una taza de semillas es lo indicado para una bandeja de 30 x 40. Antes de sembrarlas, límpielas para eliminar restos y polvo. Después, póngalas en un frasco y llénelo de agua. Tape el frasco y deje las semillas durante una noche o al menos doce horas. Una vez transcurrido este intervalo, retire el agua y enjuáguelas bien. Deje que las semillas germinen en el frasco que habrá colocado en un ángulo de 45° durante otras doce horas, lo que hace un período de 24 horas entre el lavado de los granos de trigo y su siembra.

Germinado

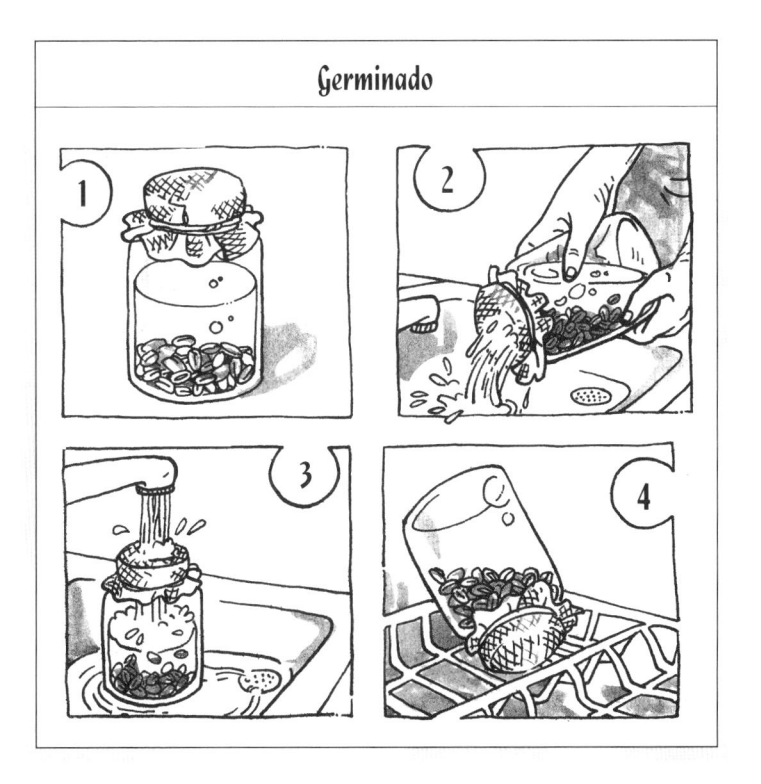

Sembrado

Ahora, deposite en una bandeja una capa fina y regular de tierra de unos tres centímetros de espesor, dejando pequeños surcos en los lados donde escurra y se recoja el exceso de agua. Ponga los granos germinados en el centro de la bandeja y repártalos regularmente con las manos, de manera que cubran toda la tierra. En principio, las semillas deberían tocar una a otra por todos lados y no tener ninguna por encima. Rocíe la bandeja con agua, de tal manera que se humedezca pero que no quede anegada y cúbrala con otra bandeja.

Sembrado

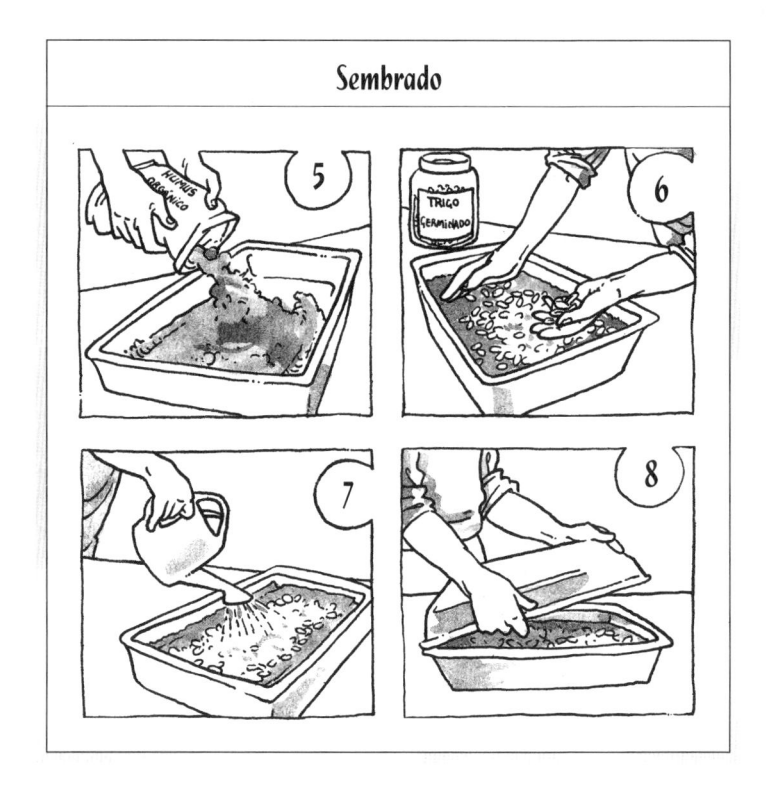

Granos de trigo de un día

La segunda bandeja que cubre a la primera crea un mini ecosistema que reproduce las condiciones ideales de crecimiento del trigo en el exterior. Bajo la tapa, el trigo estará húmedo, con la temperatura ideal y protegido de la luz, igual que si estuviera cubierto por una delgada capa de tierra en los campos, pero en la bandeja las semillas están limpias y crecen más rápido. Una vez haya regado y tapado la bandeja, déjela durante dos o tres días.

Pasado este tiempo, dos días con buen tiempo y tres si hace más frío, retire la bandeja superior, riéguela y colóquela a la luz indirecta. Los brotes de trigo de dos o tres días son muy robustos, de color blanco o amarillento y de unos tres centímetros de altura. El grano, en este estadio, casi no se ve. Como más indirecta sea la luz, más gruesas y cortas serán las hojas, pero la luz solar directa detiene el crecimiento y seca la tierra en un par de horas. En principio un equilibrio entre luz y sombra produce un la hierba de trigo de hojas gruesas, verdes y jugosas.

Si al retirar la bandeja superior se encuentra una masa verde azulada en vez de los brotes, puede ser debido a la mala calidad de las semillas o a que las ha mantenido demasiado tiempo en el agua. También es posible que haya regado demasiado la bandeja y/o la haya colocado en un lugar demasiado cálido para la germinación. Inténtelo con otras semillas, menos agua y un lugar más fresco (entre 15 y 20°).

Granos de trigo de dos o tres días

Una vez haya colocado las bandejas a la luz, necesitarán riego cada día o dos días, dependiendo del tiempo, la humedad y la temperatura. La primera o la segunda vez que rie-

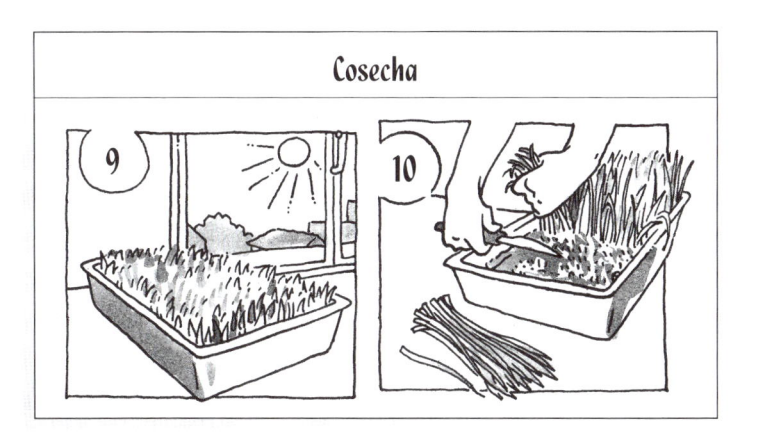

Cosecha

gue las plantas, añada una cucharada de quelpo (algas secas) al agua para que las plantas puedan absorber los minerales de traza y la yodina. Intente que la tierra esté siempre húmeda pero no encharcada. Si por accidente se le seca una bandeja, evite la tentación de inundarla pues sería peor para las plantas. Humedezca la tierra y procure que siga así durante dos días. No se preocupe si las plantas no se vuelven a poner derechas. Es debido a la falta de agua, pero las plantas todavía serán aptas para comer.

Después de seis o doce días, dependiendo del tiempo, las plantas alcanzarán entre 20 y 25 centímetros de altura y estarán listas para ser cosechadas. Puede que las plantas tarden más en alcanzar esta altura si el tiempo es fresco, pero si hace calor pueden alcanzar los 25 centímetros en cinco días.

Para cosechar la hierba de trigo, corte lo más cerca de la tierra que pueda, ya que muchos nutrientes se encuentran cerca de la tierra. Si arranca algo de tierra junto con las plantas, aclárelas con agua antes de exprimir o consumir la hierba de trigo. Pero no la aclare si piensa conservarla en la nevera, ya que el agua acelera su descomposición.

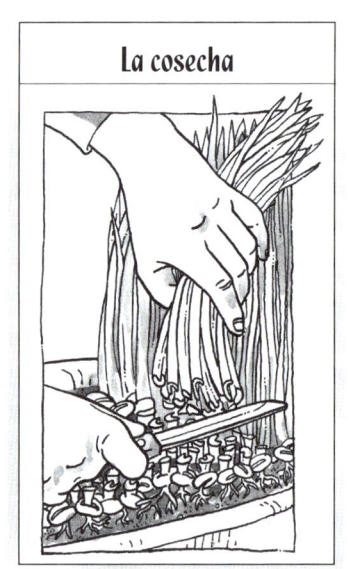

La cosecha

En principio, la hierba de trigo se debería exprimir y utilizar inmediatamente después de cortado. Aunque la hierba cortada se puede conservar hasta siete días en la nevera, una vez exprimida se echará a perder en media hora y será completamente inservible a las doce horas. Si no se utiliza el zumo inmediatamente, se debe desechar.

Control de las instrucciones de sembrado

Como guía de referencia para el cultivo de la hierba de trigo en interiores resumimos los pasos de sembrado:

- Mezcle dos barriles de tierra al 50% con turba o compost cribado. Consiga doce bandejas de plástico duro, unas cuantos frascos y semillas de trigo para plantar.
- Limpie los granos de trigo y humedézcalos durante doce horas; después déjelos brotar durante otras doce horas.
- Ponga una capa de tierra de unos tres centímetros de espesor, dejando surcos en los laterales para recoger el exceso de agua. Alise la tierra y reparta los brotes.
- Riegue la bandeja, tápela con otra y déjela así entre dos y tres días.
- Al cuarto día levante la tapa, riegue la bandeja y póngala a la luz indirecta. Riegue la bandeja cada uno o dos días, según sea necesario para mantener la humedad.
- Recolecte la hierba de trigo con un cuchillo afilado cuando alcance los 20 ó 25 centímetros, cortando lo más cerca de la raíz sin levantar trozos de tierra. Utilice la hierba de trigo lo antes posible. Si es necesario puede conservarla durante siete días en bolsas de plástico en la nevera.

El compostaje de los restos de la hierba de trigo

Después de recolectar las bandejas una o dos veces (una bandeja puede servirle para varias veces si corta el trigo cuando llega a los veinte centímetros), le quedará entonces una capa de raíces y tierra que se puede reciclar fácilmente para obtener compost.

El compostaje es la forma en que la naturaleza construye, mejora y mantiene la fertilidad del suelo. En el bosque y en el campo en general las hojas caídas y las ramas muertas cubren la tierra, creando un compuesto rico para el crecimiento de los árboles. De hecho, todo lo que las plantas toman del suelo para alimentarse se les devuelve luego con la descomposición de la materia vegetal y animal. El compost es una mezcla de tierra y residuos vegetales que se descomponen en un rico humus por la acción de los microorganismos y las lombrices de tierra.

El compostaje evita el agotamiento del suelo y es una manera de reestablecer el equilibrio natural. Añade materia orgánica y permite que las enzimas de la tierra y los organismos como la lombriz de tierra se multipliquen, enriqueciendo la tierra y proporcionando nutrientes de primera calidad a las plantas que crecen en ella. Ésta es precisamente la manera en que la naturaleza ha preservado la vida vegetal en la tierra a lo largo de los siglos. A gran escala, es la única manera de estar seguros de que el suelo será fértil para alimentar a nuestros hijos y a los hijos de nuestros hijos.

Un trabajador importante para nuestra pila de compost es la lombriz de tierra, cuya función es digerir materia orgánica y convertirla en nutrientes para las plantas. Los deshechos que producen las lombrices tienen cinco veces más nitrógeno, siete veces más fosfatos y once veces más potasio que la tierra original.

Puede obtener lombrices de una pila de compost o de un montón de hojas muertas, o comprarlas en una tienda de artículos de pesca. Un par de puñados son suficientes para iniciar una colonia. Las lombrices se pondrán a trabajar inmediatamente, produciendo su peso en deshechos cada veinticuatro horas.

Instrucciones de compostaje

Para iniciar su sistema casero de compostaje necesitará dos cubos grandes con tapa. Haga agujeros a intervalos de cinco centímetros en los lados de los cubos. Coloque un recipiente no muy hondo debajo de cada cubo. Lo mejor es que levante los cubos con un par de ladrillos para permitir la circulación del aire por debajo.

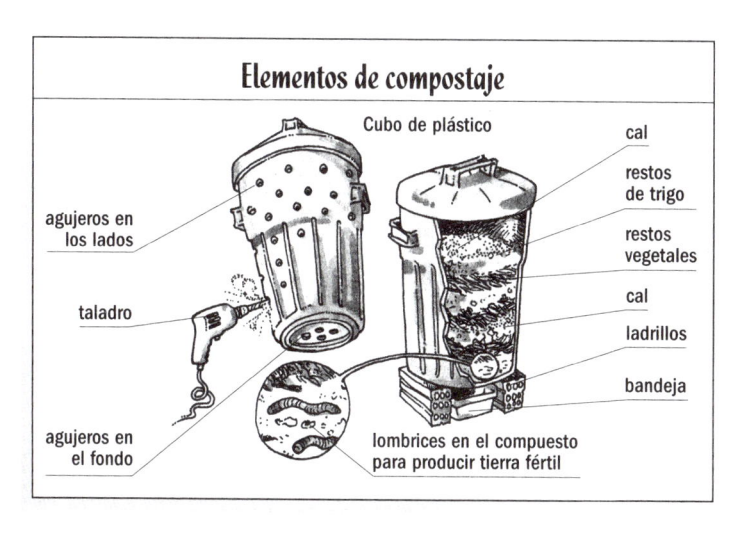

Elementos de compostaje

- agujeros en los lados
- taladro
- agujeros en el fondo
- Cubo de plástico
- cal
- restos de trigo
- restos vegetales
- cal
- ladrillos
- bandeja
- lombrices en el compuesto para producir tierra fértil

Cuando ya haya cosechado algo de hierba de trigo, rompa en trozos la capa de raíces y restos de semillas y póngalos en una capa al fondo del cubo. Ponga encima una capa de restos vegetales o de la pulpa que sobra cuando exprime la hierba de trigo. Añada después las lombrices y cúbralas con una nueva capa de raíces y restos de semillas. (Guarde los restos de vegetales y pulpa en un recipiente sellado hasta que tenga bastantes restos de trigo). Repita esta técnica, pero sin añadir lombrices hasta que el cubo esté lleno. Después de agregar cada capa, vuelva a tapar el cubo. También puede añadir un puñado de cal si quiere mantener la tierra ligeramente alcalina.

Cuando el cubo de compost esté lleno, la descomposición de las raíces, los restos de semillas y la materia vegetal se intensifica. Si los cubos están en un lugar templado, pero fuera del alcance de la luz solar, en dos o tres meses el compost será un terreno rico listo para ser utilizado. Si quiere utilizar el compost antes, levante la tapa cada semana y remueva el contenido. De esta manera conseguirá que entre más oxígeno en el cubo y acelerará la descomposición del contenido.

Para saber si el compost está listo, saque un poco con una pala y examínelo. Si se deshace, está oscuro y sin mal olor ni restos vegetales, ya puede ser utilizado mezclándolo con un 25% de turba.

Los cubos de compost se pueden tener en el sótano, en el patio trasero o en la terraza. O mejor aun, compre unos cubos con ruedas y tapas que cierren bien y téngalos en la cocina, donde son más accesibles. Si utiliza este sencillo sistema de compostaje no tendrá malos olores. La tierra que ha sido bien compuesta tiene un agradable olor a madera.

Si debajo del cubo se aprecian más de unas pocas gotas de humedad, el compost está demasiado húmedo. Para eliminar cualquier olor que se produzca, esparza un par de puñados de cal sobre la pila y remuévala con una pala; después eche más cal por encima y tápelo. Para evitar llegar a estos casos, procure que los restos de trigo no estén mojados cuando los ponga en el cubo y cubran totalmente los restos vegetales. Para que los restos de trigo estén húmedos pero no mojados, déjelos secar antes de introducirlos y cubra la superficie con un puñado de cal.

Control de las instrucciones de compostaje

Repasamos los pasos más importantes de este sencillo sistema de compostaje:

- Obtenga dos o tres cubos grandes y haga agujeros en los lados cada cinco centímetros.
- Ponga en el fondo restos de trigo y tierra, luego pulpa y restos vegetales, unas lombrices de tierra y otra capa de restos de trigo y tierra. Cuando vaya cosechando el trigo agregue capas, sin poner más lombrices. En su lugar añada un puñado de cal. Recuerde tapar siempre los cubos.
- Deje pasar dos o tres meses a partir del momento en que el cubo esté lleno. El compost estará listo para su uso después de mezclarlo con un 25% de turba. Para acelerar el proceso y obtener compuesto en uno o dos meses, remueva el contenido del cubo una vez por semana.

Si ya tiene una pila de compost en la que no haya restos animales, puede añadir los restos de trigo. En los meses de invierno será mejor tener un par de cubos en el interior que le suministren compost. Se aconseja rotar el compost cada uno o dos años, ya que la tierra necesita estar expuesta al aire, la lluvia y el sol para seguir equilibrada y sana.

Exprimir la hierba de trigo

Como la hierba de trigo es muy fibrosa y sus fibras no son digeribles por los humanos, siempre lo utilizamos exprimido.

Coloque un manojo de hojas de hierba de trigo de unos dos centímetros de diámetro en la boca de la licuadora y presione con ésta a velocidad alta. Es recomendable pasar la pulpa un par de veces más por la licuadora para extraer todo el zumo posible. Después de cada uso, asegúrese de limpiar todos los elementos con un jabón suave y secarlos apropiadamente.

Una bandeja de 30 x 40 centímetros de la hierba de trigo totalmente maduro produce entre 200 y 300 gramos de zumo, dependiendo de la longitud de las hojas y la humedad que contengan. Como el zumo es muy volátil, se debe usar antes de pasadas doce horas. Con suficiente práctica aprenderá cuanta hierba debe cortar para cada uso.

Los múltiples usos de la hierba de trigo

No hay sustituto para la hierba, igual que no hay sustituto para el aire, el agua o la luz.

CHARLES SCHNABEL

Básicamente hay dos maneras de utilizar el zumo de la hierba de trigo: interna y externamente. El consumo interno de la hierba de trigo limpia la sangre, los órganos y el tracto digestivo de deshechos. Estimula el metabolismo y los sistemas enzimáticos del cuerpo al enriquecer la sangre con un mayor número de glóbulos rojos y dilatar los caminos de la sangre por el cuerpo, al reducir la presión sanguínea. Estimula y normaliza la glándula tiroides, lo que es un paso importante para la corrección de la obesidad, la indigestión y otros muchos problemas.

Como alimento y medicina preventiva, la hierba de trigo es un almacén de vitaminas, minerales, enzimas, aminoácidos y oxígeno y por tanto un gran complemento nutricional. Su abundancia de minerales alcalinos reduce la acidez de la sangre. Sirve igualmente para aliviar los dolores internos. Se ha empleado con éxito para tratar úlceras pépticas, colitis ulcerosa, estreñimiento, diarrea y otras dolencias del tracto digestivo.

Alimento y medicina

La cuestión de la cantidad de zumo de hierba de trigo que se ha de beber para obtener un efecto óptimo es un poco espinosa. He visto estudiantes entusiasmados que en su primer día en el instituto se bebían 250 gramos o más, y en algunos casos se sentían mal y se tenían que acostar debido a las propiedades limpiadoras del zumo. Ésta no es la manera, desde luego de tomar el zumo.

La manera correcta de utilizarlo consiste en tomar pequeñas cantidades a lo largo del día, siempre con el estómago vacío o casi vacío. Por lo general, entre 50 y 100 gramos cada día o cada dos días son suficientes. Beberlo en cantidades pequeñas y a tragos cortos da la oportunidad al cuerpo de acostumbrarse a su sabor y efectos. Tomarlo en cantidades de entre 30 y 70 gramos, mezclado con otros zumos (*véanse* recetas en las páginas 121 y siguientes) y beberlo poco a poco evitará las náuseas o el dolor de estómago.

Si se trata de una dieta curativa, le sugiero que beba 30 ó 60 gramos tres o cuatro veces al día. Si lo desea puede pasarse un día sin tomar zumo de hierba de trigo de tanto en tanto. El período de descanso permitirá a su organismo ajustarse a los cambios, y el zumo será todavía más efectivo al día siguiente.

El zumo de hierba de trigo da alivio

El zumo de hierba de trigo es una bebida refrescante y vivificante, pero se puede utilizar de otras maneras. Puede hacer enjuagues o gárgaras para refrescar el aliento o aliviar la garganta. Si se aplica a un diente cariado o a las encías, reduce el dolor y la inflamación. Si se frota en las encías regularmente remedia la piorrea y las encías sangrantes.

Además, por experiencia personal sabemos que el zumo de hierba de trigo puede ayudar en forma de ducha a eliminar la cistitis, infecciones vaginales, olores y picores.

Implantes de hierba de trigo

Otras formas de uso interno de la hierba de trigo en el Instituto Hipócrates son los implantes rectales y los enemas retentivos. En muchas personas, el tramo final del intestino grueso es un vertedero cuyas paredes están incrustadas de deshechos y excrecencias como burbujas. El uso del enema para limpiar el colon seguido de un implante de hierba de trigo, estimula la actividad periestáltica de los músculos que contraen las paredes del colon. Esto ayuda a soltar depósitos que se pueden observar luego (después de la defecación) en forma de material duro y negro y cadenas de mucosidades. Además su alto contenido en magnesio elimina las grasas de las paredes del colon y el hígado.

En un implante, la hierba de trigo fresca se introduce en el recto y se retiene durante veinte minutos antes de ser expulsado. Los implantes son especialmente útiles en el caso de enfermedades, graves o no, ya que estimulan una rápida limpieza del intestino grueso.

En nuestra opinión, los implantes de hierba de trigo son más seguros que los enemas de café usados en muchas clínicas, porque no introduce cafeína no deseada, sino que además suministra importantes nutrientes.

Puede ser que hablar de implantes de hierba de trigo y enemas le hagan sentir un poco de aprensión. Si tiene una barrera psicológica contra los implantes y los enemas, intente recordar su propósito: reparar los daños y eliminar acumulaciones de deshechos de su interior.

Si se habitúa a usar estas técnicas de limpieza encontrará alivio y una refrescante limpieza interior. Además, la eliminación de materia tóxica e insana del colon es fundamental para la salud.

Si quiere usar los implantes de hierba de trigo, es mejor que realice antes un enema. La mejor hora para realizar esta depuración es temprano por la mañana, pero si no es posible o requiere una repetición, las primeras y las últimas horas de la tarde también pueden ser apropiadas, en función de su disponibilidad de tiempo.

Cómo hacer un implante de hierba de trigo

Para usar los implantes de zumo de hierba de trigo como purga, llene una jeringa de enema infantil esterilizada con 30 ó 60 gramos de zumo e insértela en el recto. Un par de minutos después notará movimiento en los intestinos. Descanse unos minutos después de la evacuación y vuelva a realizar la operación. Este segundo intento acarreará con él más materia fecal. Un tercer implante, de entre 50 y 180 gramos seguramente se retendrá más fácilmente. Aguántelo hasta que sienta la urgencia de eliminarlo, generalmente unos veinte minutos después.

No hay peligro de reabsorción de las toxinas si ha purgado antes el colon con otros implantes y enemas. Puede que hasta se sorprenda y descubra que su organismo ha absorbido todo el líquido a los veinte minutos.

Los implantes son muy efectivos cuando se combinan con el ayuno con la hierba de trigo del que hablaremos en el próximo capítulo.

Cultivo interior de la hierba de trigo

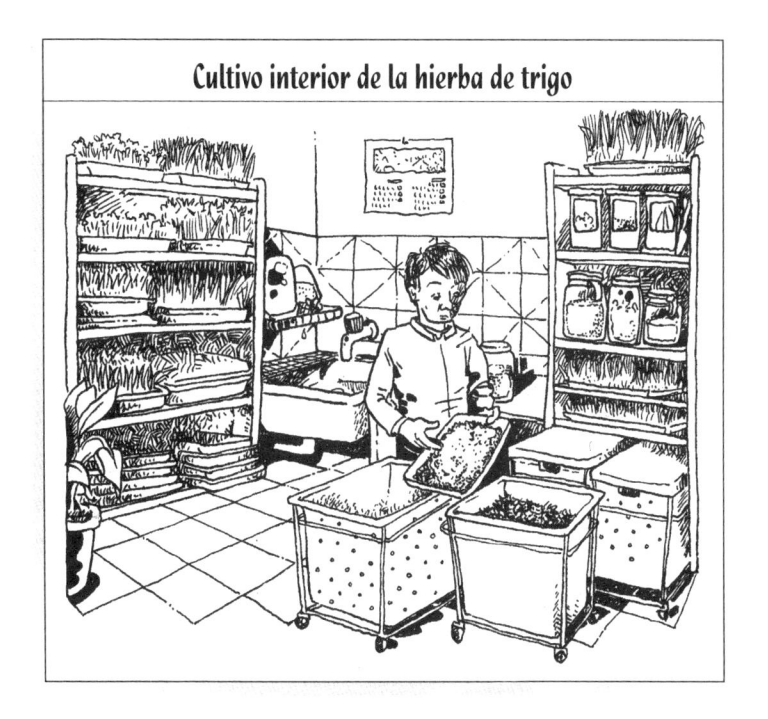

Otras utilidades de la hierba de trigo

Como ya hemos explicado, existen muchas formas de uso externo de la hierba de trigo. Aplicado a la piel, elimina el picor inmediatamente. Alivia la piel quemada por el sol y actúa como desinfectante. Como tratamiento de belleza, sireve para reafirmar la piel caída.

La aplicación de un masaje de hierba de trigo al cuero cabelludo antes de un champú, contribuye a restaurar el cabello dañado y alivia la escamación, los picores y la irritación. Intente dejar el zumo en su cuero cabelludo un par de horas antes de limpiarlo.

Un emplasto de hierba de trigo

Todas las casas deberían tener un poco de zumo de hierba de trigo para curar y calmar el dolor de cortes, quemaduras, rasguños, pie de atleta, picaduras de insectos, sarpullidos, inflamaciones, úlceras abiertas, tumores y tantos otros. Desde luego, el zumo no estará siempre fresco en el botiquín, pero puede humedecer un poco de pulpa de hierba de trigo en zumo fresco y aplicarlo en el área afectada, o echar zumo fresco en una venda, aplicarla donde sea necesario y cubrir la zona con una tela limpia y seca. El emplasto se debe reponer cada dos o cuatro horas, momento en el que se debe limpiar la zona con jabón suave y dejarla «respirar» unos minutos antes de volver a aplicar el emplasto. Otra manera de disfrutar de todos los efectos beneficiosos del zumo de hierba de trigo es añadirlo al agua del baño y tomar un largo y relajante baño.

También puede ser de ayuda contra el insomnio, colocando una bandeja de hierba de trigo vivo al lado de la cabecera de la cama. Mejorará el oxígeno del aire y generará saludables iones negativos que facilitan un sueño más profundo. Hemos visto notables resultados en personas que padecían insomnio con sólo colocar una o dos bandejas de hierba de trigo al lado de la cama.

Una mascota feliz

Muchos animales domésticos, perros, gatos, pájaros, monos e incluso jerbos, se han beneficiado de la hierba de trigo y su zumo. Hasta los animales saludables mordisquean hierba para obtener la celulosa (fibra) que falta en las comidas preparadas para animales. Si su mascota parece enferma, pruebe a ponerle un poco de hierba fresca en su comida, pero córtela a trozos muy pequeños, sobre todo si se trata de un perro o un gato, porque estos animales no mastican bien su comida. También le puede dar zumo de hierba de trigo añadiéndoselo al agua o con un cuentagotas. Si falla todo lo demás intente, restregar una pequeña cantidad de zumo por la piel del animal, ya que en la mayoría de los casos el animal lo irá lamiendo. Si aun así no mejora, consulte con el veterinario.

Mejorar el agua

El zumo de hierba de trigo tiene capacidad para neutralizar ciertos elementos peligrosos del agua del grifo. Pero tenga presente que el agua con el añadido del zumo no es sustituto para el agua municipal filtrada correctamente y refiltrada en casa. Sin embargo, puede utilizarla para regar los brotes, germinados, la hierba de trigo y plantas o, como señalamos antes, para sus mascotas.

Ayuno con hierba de trigo: salud y nutrición

Cuando se acaba de convertir en bebida, la clorofila contiene luz de sol sintetizada, más la corriente eléctrica necesaria para la revitalización del cuerpo, y descubrirá zonas del cerebro de las que el hombre aún no sabe nada.

J. L. Moran

A lo largo de los años se han escrito muchos libros y artículos sobre los beneficios del ayuno como medio para eliminar toxinas del organismo y permitir que el sistema digestivo descanse y se recomponga. Pero debe advertirse que los ayunos prolongados, a pesar de los beneficios que aportan, pueden ser peligrosos.

Un término medio ideal es el ayuno con hierba de trigo. Permite ayunar y limpiar el cuerpo de una manera rápida y con completa seguridad. Durante el ayuno de tres días beberá zumo de hierba de trigo, pero también otras bebidas verdes, muy alimenticias y gustosas, extraídas de brotes, germinados y algunos vegetales. También se pueden utilizar agua con limón azucarada y «Rejuvelac», una bebida de granos de trigo fermentada que desarrollamos hace más de 35 años, y cuya preparación indicamos en la página 119.

Mientras que el ayuno con agua le deja débil, cansado e incluso desorientado en algunos casos, con el ayuno de hierba de trigo la mayoría de la gente se encuentra lo bastante bien como para desarrollar sus actividades normales.

Una de las principales ventajas del ayuno con hierba de trigo es la combinación de dos de los líquidos más nutritivos que se conocen, el zumo de hierba de trigo y las bebidas verdes. De hecho, tres bebidas verdes de 250 gramos y dos dosis de zumo de hierba de trigo de 100 gramos cada una, contienen unos 60 gramos de vitaminas, minerales y proteínas, más que adecuado para un adulto activo.

En lo único que el ayuno con hierba de trigo se queda corto es en la cantidad de calorías. Pero como el ayuno dura tres días, la reducción de la entrada de calorías probablemente le haga bien, al obligar a su organismo a quemar deshechos y exceso de peso para producir energía. De hecho, la pérdida de peso media durante el ayuno está entre uno y cuatro kilos.

Prepararse para el ayuno

El ayuno con hierba de trigo no es para todo el mundo. Si siente aprensión para llevarlo a cabo, por la razón que sea, es que no está preparado y probablemente no lo esté nunca. Puede limpiar su cuerpo, sin embargo, de la misma manera, aunque más lentamente, usando el zumo de hierba de trigo combinado con otros zumos verdes o zumos frescos.

Para la mayoría de las personas y especialmente para los ancianos y aquellas con problemas de salud, es mejor añadir la hierba de trigo y los alimentos crudos a la dieta antes de intentar el ayuno.

Si tiene aprensión a los implantes o enemas, el ayuno tampoco es para usted. Más que cualquier otra precaución, los enemas son fundamentales para el ayuno. Se puede almacenar en el colon tanto mucus pegajoso y materia tóxica que una extracción efectiva de estas sustancias puede ser la diferencia entre sentirse fatal y tener más energía que nunca.

Finalmente, para extraer el máximo beneficio al ayuno de tres días, debe procurarse un descanso. Guárdese unos días sin nada que hacer; un fin de semana largo puede ser ideal para realizar el ayuno.

Cambios físicos durante el ayuno

Cuando empecé a trabajar en el campo de la salud hace unos treinta años, me asombré por lo que algunos educadores de la salud alternativas llamaban la «crisis de curación»: un tétrico período de náuseas, vómitos, diarrea, sarpullidos, falta de energía y obligado reposo en cama que, si sobrevivía, acabaría para siempre con sus problemas de salud. Desde entonces mi miedo se ha visto sustituido por la confianza y el sentido común.

Si a una persona se le quita la carne, las patatas, los vegetales, los huevos, el queso, la fruta, la helado, la comida «basura», el café, el alcohol, la soda y la leche y le dan sólo agua durante un mes, la crisis de curación es inevitable. Hemos tenido que atender y devolver la salud a muchas personas bienintencionadas que habían probado este sistema que podríamos llamar de «ducha fría». Una vez superada la crisis, la energía y el dinamismo que les habían prometido después de sus sufrimientos no aparecían y algunos de ellos hubieran estado contentos de volver a tener la energía que tenían antes del ayuno; tales eran los agotadores efectos que la crisis tenía en sus organismos.

Afortunadamente, una crisis de curación no es inevitable, ni siquiera deseable. Aunque pudiera hacer el camino hacia una salud mejor sufriendo, no vale la pena cuando puede obtener los mismos resultados sin castigar a su organismo. ¿Cómo nació la idea de una crisis de curación beneficiosa? En nuestro interior nos decimos que tenemos que sufrir para redimirnos de la mala alimentación y falta de ejercicio de nuestro pasado. Esto no son más que prejuicios y tonterías.

Muchas personas se han beneficiado del ayuno con hierba de trigo, pero en todos los años en el campo de la salud no hemos visto nunca tal crisis si se seguían las instrucciones con sentido común. Por ejemplo, recomendamos entre 30 y 100 gramos de zumo de hierba de trigocon una frecuencia no superior de tres veces al día. Más de una vez, pacientes del instituto han superado esa cantidad. Recuerdo una persona que sin moderación se bebió más de un litro de zumo en un período de dos horas; los dos días siguientes los pasó sin poder comer, durmiendo casi todo el día y cerca del servicio.

La hierba de trigo tiene una doble condición de alimento y de medicina, es de sentido común que no se debe abusar consumiendo un litro en un par de horas, ni 300 gramos cuatro veces al día durante una semana. La hierba de trigo no es tóxico en ninguna cantidad, pero debemos advertir que beber más no significa necesariamente que dará un resultado mejor.

Lo importante es que no es necesario bajar a los infiernos y volver para encontrarse bien. La «inevitable» crisis de curación no tendrá lugar si usa el sentido común y sigue mis recomendaciones.

El desarrollo del ayuno

No se esfuerce demasiado durante los tres días del ayuno. Deje los tres días libres de compromisos y dedíquese a leer, hacer ejercicio ligero, trabajar en el jardín, pasear, ir a la playa o lo que sea, pero relájese. Quizá sienta la necesidad de dormir mucho. Mientras beba los tres litros y medio de líquido al día, más sueño hará bien a su organismo.

Cada mañana, y cada tarde si así lo desea, hágase un enema de agua para limpiar el colon. Después del enema de la mañana haga un implante de hierba de trigo. Puede tomar cuatro o más implantes durante el día, usando para cada uno de ellos unos 180 gramos de zumo de hierba de trigo.

Beba entre 30 y 120 gramos de zumo de hierba de trigo tres veces al día, o dilúyalo en agua o en una bebida verde, pero en términos de digestibilidad lo mejor es tomarlo solo. Reparta las tomas a lo largo del día; una por la mañana, otra a medio día y otra a última hora de la tarde. Media hora después del zumo tome una bebida verde de entre 200 y 350 gramos (*véanse* páginas 121 y siguientes).

Si tiene sed entre las tres tomas de zumo y bebida verde, beba agua con limón endulzada con miel o Rejuvelac (con un poco de miel, si así lo prefiere). Beba tres litros y medio de líquido al día.

El final del ayuno

Es importante que después del ayuno dé tiempo a su cuerpo para acostumbrarse de nuevo a los alimentos sólidos. Quienes hacen el ayuno tienden a levantarse el cuarto día y comer todo lo que encuentran. Pero al hacerlo están desaprovechando todo lo que habían conseguido, y además les puede sentar mal al estómago. Es mejor acabar el ayuno con un desayuno o una cena de frutas frescas.

Elija una o dos frutas en cantidad moderada. Por ejemplo, un par de manzanas y un racimo de uvas, o una pera y unas cerezas. Para el resto del día, o las dos o tres comidas siguientes, tome ensaladas con toda clase de brotes, germinados y vegetales crudos. Use condimentos hechos de vegetales, semillas o aguacates, mejor que el aceite, el vinagre o el ajo. Puede comerse la primera ensalada a las tres o cuatro horas del desayuno de frutas, y después de un día o dos de frutas y ensaladas ya puede empezar a comer otros alimentos.

Recomendamos que continúe haciendo de la fruta fresca y las ensaladas crudas y las bebidas verdes una parte de su dieta. Añádalos gradualmente a su dieta o mejor, adopte la dieta Hipócrates de alimentos vivos. Haga lo que haga, no empiece a comer comidas fuertes cocinadas con alimentos animales después del ayuno, ya que bajarían terriblemente su nivel de energía y pueden causar estreñimiento y el deseo de otras comidas, especialmente las que no son aconsejables.

Qué hacer durante el ayuno y qué no hacer

Es posible que tenga que ajustar el ayuno con hierba de trigo a sus necesidades y deseos. Esta sección le dará algunas ideas de cómo hacerlo. La recomendación de beber tres litros y medio de líquido diarios, por ejemplo, es vital y no debe ignorarse. La manera de acabar el ayuno, los enemas y los implantes son también importantes. Pero por otro lado, puede disminuir el número de días de ayuno, ayunando uno o dos en vez de los tres.

Desayuno después del ayuno

Si a mitad del primer día siente que no puede continuar, coma una pieza de fruta; nadie le señalará con el dedo y le dirá que ha fracasado. El simple hecho de haber empezado el ayuno es ya un éxito.

De igual manera, si no puede con todo el zumo o las bebidas verdes no desespere. Los puede reemplazar por otras clases de zumos frescos. Un ayuno modificado que utilice muchos o algunos pero no todos los zumos verdes recomendados, también es beneficioso. Si el ayuno va a representar un castigo, es mejor cambiarlo o abandonarlo.

Durante cualquier tipo de ayuno la sangre tiende a concentrarse en la región abdominal. No hay nada malo en ello, pero implica que hay menos sangre en la cabeza, lo que puede ocasionar vértigos si se levanta de golpe, así que tenga cuidado mientras ayuna.

Muchas personas experimentan oleadas de energía en uno o todos los días y sienten la necesidad de establecer nuevos récords de los kilómetros que pueden andar o las horas que pueden trabajar. Sea moderado y canalice su energía en el proceso de limpieza que está teniendo lugar. Un ejercicio ligero es beneficioso, pero horas de caminata o trabajo no.

Quédese, si es posible, cerca de casa. No es recomendable viajar durante el ayuno y especialmente conducir largas distancias. La mente y los reflejos pueden fallar durante el ayuno. La cautela debe ser su guía. Si puede, pase las horas en su jardín, tomando el sol, pues éste estimulará varios procesos de limpieza corporal. Por esta razón, recomendamos hacer el ayuno con buen tiempo.

No beba más hierba de trigo ni bebidas verdes si encuentra que no puede. Su efecto limpiador puede ocasionar la pérdida de apetito por ellos. Si ése es su caso, no se obligue a beberlos. Inténtelo después de pasadas unas horas y mientras tanto beba Rejuvelac, agua con limón o zumo de zanahoria.

Si su trabajo o su estilo de vida no le permiten realizar el ayuno, concéntrese en mejorar su dieta día a día.

Un día normal de ayuno

El siguiente resumen de un día de ayuno normal le puede servir de guía:

- Empiece el día con un enema y un implante o dos de unos 180 gramos de zumo de hierba de trigo cada uno.
- Tome un cuarto de litro de agua con limón o Rejuvelac, con un poco de miel si desea darle un sabor dulce. Media hora después tome el zumo de la hierba de trigo y media hora más tarde una bebida verde (*véanse* recetas en las páginas 121 y siguientes).
- A media mañana puede hacer otro implante y beber otro vaso de Rejuvelac o agua con limón. Sigue la comida con otra toma de zumo y la bebida verde. Lo mismo a la hora de la cena.
- Durante el día puede realizar hasta cuatro implantes. Un implante antes de ir a dormir puede ayudarle a conciliar un sueño profundo.
- Descanse y relájese. Haga estiramientos ligeros, ande un poco, y pase tiempo al aire libre, pero no se esfuerce en exceso.
- Acabe el ayuno después de uno, dos o tres días con un desayuno de fruta fresca, seguido unas horas después de una ensalada de brotes, germinados y vegetales frescos, sin aceite en el acompañamiento.

Hacer bebidos verdes y Rejuvelac

Hacer Rejuvelac y bebidas verdes es sencillo. Puede licuar brotes, germinados de semillas de girasol y de trigo sarraceno y otros vegetales como pimientos, pepinos, apio y zanahoria. Al final del capítulo presentamos recetas de algunas bebidas verdes, muy indicadas para el ayuno. Cada una de unos 250 gramos.

Rejuvelac

Para hacer Rejuvelac, necesitará un frasco de un litro y una pieza de tela (hecha de un material no tóxico como el nilón) para taparla, un par de puñados de granos de trigo entero, agua mineral o filtrada y un poco de paciencia. Para fermentar necesitará unas 48 horas.

Las semillas de trigo «blando» o de verano son mejores, pero cualquier variedad servirá, siempre que hayan sido cultivadas orgánicamente. El trigo de verano presenta un color más claro que las variedades de invierno que recomendamos para el cultivo casero, pero son muy parecidas en todo lo demás. Si desea, puede utilizar brotes de trigo de un día de su propio cultivo casero para preparse el Rejuvelac.

Primero, limpie un vaso lleno de granos de trigo enteros en un recipiente de agua fresca. Quite las semillas que floten en la superficie. Coloque los granos limpios en un frasco de un litro. Si utiliza brotes, aclárelos antes de ponerlos en el frasco. Llene el frasco de agua, tápelo y déjelo reposar durante 48 horas. Cuele entonces el Rejuvelac, dejando los granos y sedimentos en el frasco.

Vuelva a llenar la vasija de agua y déjela en reposo, esta vez durante 24 horas y repita el proceso de colado. Nuevamente realice el proceso, también durante 24 horas, por tercera y última vez, pero desechando las semillas. Y eso es todo.

Empiece consumiendo grupos diferentes en días diferentes y así siempre tendrá Rejuvelac disponible. Es posible que le encuentre un gusto ácido, pero no demasiado amargo. Puede añadir zumo de limón o miel para variar su sabor. Para conservarlo, guárdelo en la nevera uno o dos días.

Recetas que utilizan la hierba de trigo

Generalmente, el zumo de hierba de trigo se bebe solo, pero se han creado unas maravillosas recetas que lo combinan con otros alimentos vivos.

Debe tener presente que una bandeja normal de hierba de trigo produce entre 200 y 300 gramos de zumo fresco. La cantidad varía dependiendo de la humedad que contenga, de la longitud de las hojas y de si vuelve a pasar la pulpa por la licuadora dos o tres veces. Por lo general un manojo de hojas de unos dos centímetros de diámetro produce 30 gramos de zumo.

La cocina de alimentos vivos

En las recetas en que aparecen el agua o el hielo, use agua mineral o filtrada. Los vegetales y frutas que han sido tratados o encerados y los que tengan pieles incomibles, deberían pelarse. En cambio, las frutas y verduras cultivadas orgánicamente no requieren despojarlas de la cáscara.

Pero si una receta incluye media remolacha o manzana o una zanahoria, puede cortarlas en pequeños pedazos. Las recetas siguientes dan una cantidad de zumo de unos 250 gramos.

Bebidas verdes

Al hacer bebidas verdes, corte los vegetales en porciones tan grandes como lo permita su licuadora, con la única excepción de las recetas que incluyan una pequeña cantidad de un vegetal duro, como una zanahoria, un apio o media remolacha los cuales deben cortarse en trozos pequeños.

Como el zumo de hierba de trigo, las bebidas verdes se deben tomar inmediatamente después de licuadas y pasadas por el colador, pero se pueden mantener en la nevera durante 12 horas. Después ya no se deben utilizar.

Bebida verde básica
4 tazas de alfalfa y/o otros brotes
4 tazas de germinados de girasol
y trigo sarraceno
$1/2$ taza de zanahorias
$1/2$ taza de pimiento rojo suave
$1/2$ taza de perejil
1 taza de pepino

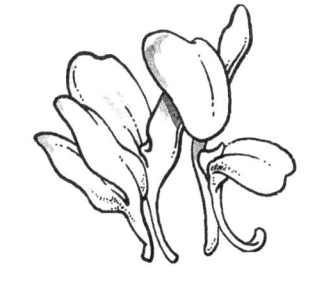

Licúe los ingredientes, cuélelos y sírvalos inmediatamente.

Bebida verde jardín
4 tazas de brotes
4 tazas de germinados
2 tazas de germinados de col rizada
1 taza de apio
$1/2$ taza de chucrut

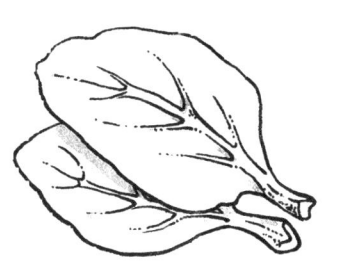

Licúe los ingredientes, agregando en último lugar el chucrut, páselos por el colador y sirva.

Cocktail energía verde

4 tazas de brotes
4 tazas de germinados
1 taza de apio
1 taza de col rizada
1 taza de remolacha
1/2 taza de hierba de trigo

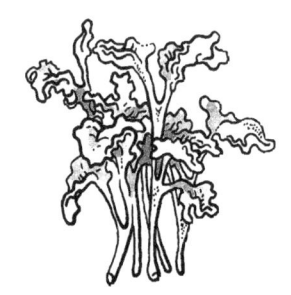

Licúe los ingredientes, añadiendo la hierba de trigo en último lugar, cuele y sirva.

Bebida verde primavera

4 tazas de brotes
4 tazas de germinados
1 taza de hojas de remolacha
1/2 taza de germinados de diente de león
1/4 taza de puerro
1 taza de zanahoria

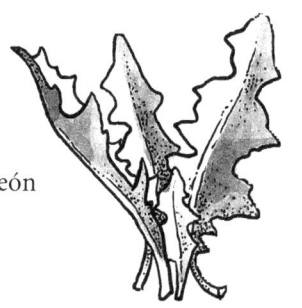

Pase todos los ingredientes por la licuadora, cuele y sirva inmediatamente.

Bebida verde con hierba

1 manojo de hierba de trigo (de entre 6 y 12 centímetros de diámetro)
100 gramos de zumo de germinados y brotes (6 ó 7 puñados de cada ingrediente)
100 gramos de zumo de zanahoria (3 zanahorias medianas)

Licúe los germinados, los brotes y la hierba de trigo, en ese orden. Después licúe la zanahoria mezcle con los otros ingredientes, páselos por el colador, revuelva y sirva.

Bebida vegetal de hierba

100 gramos de zumo de zanahoria
(3 zanahorias medianas)
100 gramos de zumo de apio
(2 trozos grandes)
50 gramos de zumo de hierba de trigo
25 gramos de zumo de perejil (5 ramas)

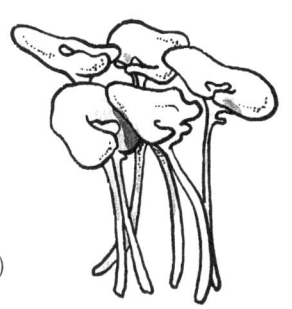

Licúe las zanahorias y luego los otros ingredientes. Mezcle y sirva.

Zumo de trigo y remolacha

50 gramos de zumo de hierba de trigo
30 gramos de zumo de remolacha ($1/2$ remolacha)
180 gramos de zumo de pepino ($1/2$ pepino grande)

Licúe los ingredientes, remueva en el colador y sirva.

Cocktail de hierba de trigo

50 gramos de zumo de hierba de trigo
200 gramos de zumo fresco de manzana (2 manzanas normales)

Mezcle ambos zumos y sirva en un vaso.

Saltamontes de hierba de trigo

50 gramos de zumo de hierba de trigo
200 gramos de zumo de piña
($1/4$ de piña)
2 cubitos de hielo
3 hojas de menta fresca

Mezcle los ingredientes a velocidad alta durante treinta segundos y sirva.

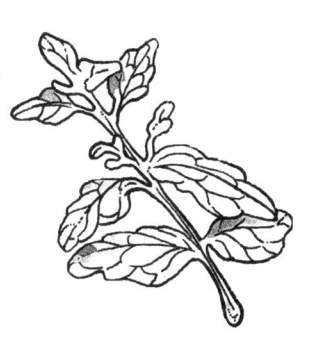

Zumo de hierba de trigo y piel de sandía

50 gramos de zumo de hierba de trigo
200 gramos de zumo de piel de sandía (1 trozo, 9 x 25 cm)

Separe la carne roja de la sandía y guárdela para uso posterior. Licúe la piel a alta velocidad. Mezcle y sirva.

Bienvenido a la nueva revolución verde

*Los hombres malos viven para comer y beber,
los hombres buenos comen y beben para vivir.*

Sócrates

Tras años de viajes e investigación, estamos convencidos de que lo que más necesitamos hoy es un cambio fundamental en la alimentación y la forma de vida que nos proporcione cuerpos más sanos y fuertes para superar los muchos problemas del mundo actual.

Durante años, el mundo occidental ha estado jugando con la salud humana en un experimento que nos hace comer el 50% de nuestra dieta empaquetada y enlatada. En el procesado de nuestros alimentos se utilizan más de tres mil productos químicos diferentes, a pesar de la evidencia de que muchos de ellos pueden afectar el delicado equilibrio electroquímico del cerebro y el sistema nervioso. Afortunadamente, tenemos algo que decir.

Podemos controlar nuestra dieta, salud y vidas haciendo unos sencillos cambios en nuestro estilo de vida. Cultivando en nuestra propia casa los alimentos en forma de germinados y brotes podemos controlar al menos una parte de lo que comemos y seleccionar el resto de los productos frescos que encontramos en mercados, supermercados y tiendas de alimentación natural. El zumo de hierba de trigo nos ayudará a compensar las deficiencias nutricionales de los alimentos modernos y protegernos de la contaminación y otras presiones físicas y ambientales.

La hierba de trigo no acabará con los males del mundo, pero es un importante elemento en lo que llamamos la nueva revolución verde: poner más énfasis, por parte de las personas de todo el mundo, en trabajar con la naturaleza para prevenir la enfermedad antes de que aparezca.

Las hojas jóvenes de trigo son un almacén de vitaminas, minerales y enzimas esenciales. La cantidad de vitaminas A y C de la hierba de trigo es comparable, y con ventaja, a la que contienen muchas frutas y vegetales corrientes. Además contiene cantidades óptimas de vitaminas complejo B, vitamina E y minerales como el calcio, el hierro, el sodio y el potasio. El zumo fresco de hierba de trigo proporciona estos nutrientes de forma que pueden ser rápidamente asimilados por el organismo y además está lleno de energía enzimática viva que ayuda a una circulación sana de la sangre y rejuvenece las células envejecidas.

En la nutrición animal, el zumo de hierba de trigo ya ha demostrado sus milagrosos efectos: ninguna otra planta tiene la capacidad, ella sola, de asegurar camadas sanas generación tras generación.

Y ningún otro alimento potente que los humanos puedan consumir es tan barato de producir. La espirulina y la clorela, el polen de abeja y otros suplementos alimenticios, pueden ser más potentes químicamente, pero tienen menos vitalidad y son más caros. Es de advertir que las vitaminas y los suplementos minerales son también caros y a menudo poco seguros.

Muchos de nosotros tenemos hábitos alimenticios pobres y hemos llegado a creer en ciertos mitos alimentados por nuestra sociedad. La salud no se hereda de padres y abuelos. Unos genes buenos ayudan, pero sólo nosotros tenemos la culpa de nuestra mala salud. Es un trágico error descuidar el día a día de nuestra salud o echar la culpa a los demás.

Si alguna vez se ha encontrado con el control pleno de su salud, limpio por dentro, lleno de energía, despierto, confiado y relajado, ya sabrá que es un sentimiento maravilloso. No le puedo prometer que sólo el zumo de hierba de trigo, él solo, le haga sentir así, pero le ayudará, especialmente si se compromete a aprender más de otros elementos de un estilo de vida sano.

Añadir la hierba de trigo y otros alimentos vivos a su dieta le dará confianza y vitalidad renovadas. Una pequeña inversión de tiempo y esfuerzo le ofrecerá un tesoro más precioso que todo el oro del mundo: saber que ha hecho todo lo posible para conseguir una salud perfecta, larga vida y paz de espíritu.

Sobre la autora

Ann Wigmore nació en Lituania en 1909. Allí aprendió de su abuela el poder curativo de la naturaleza.

Ann Wigmore introdujo junto con Viktoros Kulviuskas en los años sesenta en California el movimiento de los alimentos crudos y vivos, basado en la conservación de las enzimas metabólicas.

Desde entonces ha continuado las investigaciones en el instituto que lleva su nombre y en el *Hippocrates Health Institute*, donde se avanza en la utilización terapéutica del zumo de hierba de trigo, así como en la conveniencia de su consumo en una dieta saludable. Ha dedicado su vida a enseñar a los demás el valor de llevar una vida con alimentación sana, y a la divulgación de sus conocimientos en numerosos artículos y varios libros, con distribución en más de veinte países.

Para más información sobre el cultivo y uso de la hierba de trigo, póngase en contacto con:

Ann Wigmore Institute
P.O. Box 429
Rincon PR 00677 - California
teléfono (787) 868-6307
fax (787) 868-2430